AF500915

EAUX

THERMO-MINÉRALES

D'AUVERGNE.

LES

EAUX THERMO-MINÉRALES

D'AUVERGNE

LEURS SPÉCIALITÉS MÉDICALES, LEUR ÉTAT ACTUEL
ET LEUR AVENIR

PAR

MM. G.-C. ALLARD,

Médecin inspecteur des Eaux de Royat et de Saint-Mart, professeur suppléant à l'École de médecine de Clermont, ex-médecin sanitaire en Orient, membre titulaire de la Société d'hydrologie médicale de Paris, et correspondant des Sociétés de médecine de Constantinople, de Lyon, de Clermont, de Marseille, de Gannat, de la Société médicale d'émulation de Paris, etc.;

ET **F. BOUCOMONT,**

Docteur en médecine, maître en pharmacie de la Faculté de Paris, membre de la Société de médecine de Clermont, médecin consultant à Royat, etc.

PARIS,
ADRIEN DELAHAYE, LIBRAIRE-ÉDITEUR,
PLACE DE L'ÉCOLE DE MÉDECINE, 23.
1862.

LES

EAUX THERMO-MINÉRALES

D'AUVERGNE.

I.

« Pourquoi, disait il y a quatre ans l'un de nous (1), » aller chercher au loin les eaux de l'Allemagne, quand » au centre de la France nous possédons cette admirable » série des eaux alcalines de l'Auvergne qui, par leurs » minéralisations, leurs températures variées, peuvent » fournir aux praticiens une véritable gamme théra- » peutique, comme disait Astrié, en parlant des eaux » d'Ax? Quelle plus grande faveur la Providence pouvait-

(1) *De la Thérapeutique hydrominérale des maladies constitutionnelles*, par le docteur C. Allard. (*Annales de la Société d'hydrologie de Paris*, 1858.)

» elle faire aux malades de notre pays, que de leur
» donner ces magnifiques groupes thermaux du Midi et
» du Centre qui, dans leurs indications, embrassent
» presque toutes les maladies chroniques? Sources de
» santé et de richesse à la fois, les eaux minérales mé-
» ritent toute l'attention et toute la sollicitude du ma-
» lade, du médecin et de l'économiste. Les eaux des
» Pyrénées ont été jusqu'à ce jour privilégiées; elles ont
» leurs indications spéciales qui ne sont pas celles des
» eaux de l'Auvergne; elles méritent à tous les titres
» leur heureuse fortune; mais leurs sœurs du Centre
» jouissent-elles de la réputation qui leur est due?
» Nous croyons formellement que non. Elles n'ont pas
» reçu jusqu'à ce jour tous les malades qu'elles récla-
» ment; nous nous estimerions heureux si nos travaux
» pouvaient contribuer à le démontrer.

» Il appartient à notre science hydrologique de faire
» pour le groupe thermal du centre de la France ce que
» la mode a fait pour d'autres eaux. Pourquoi les ma-
» lades ne préfèreraient-ils pas l'Auvergne à l'Allemagne?
» Sa situation centrale, la splendeur de ses sites, le
» nombre, la variété et l'importance thérapeutique des
» sources, la magnificence de quelques-uns de ses éta-
» blissements, assurent au département du Puy-de-Dôme
» un grand avenir au point de vue thermal. Où trouve-
» rait-on une réunion plus remarquable de sources mé-
» dicinales diverses qu'à Clermont même, dont l'un des
» faubourgs, en quelque sorte, Royat, est destiné à de-

» venir un Ems français? Il appartient à une haute im-
» pulsion, qui, si nous en croyons d'heureux présages,
» ne doit pas leur manquer, d'ouvrir une ère nouvelle
» à ces stations thermales trop peu connues. »

Depuis l'époque où l'auteur de ces lignes les écrivait, il est devenu lui-même l'inspecteur de ces eaux dont il montrait l'analogie avec d'autres sources plus célèbres. L'expérience lui a prouvé la justesse de ses prévisions. Royat a eu ses jours glorieux, et d'augustes visiteurs sont venus cette année sceller eux-mêmes par leur présence son succès naissant, qui entraînera celui des autres stations de l'Auvergne.

De savants auteurs ont appuyé de leur autorité notre appréciation. MM. Rotureau, Durand-Fardel, Nivet, Lebret, Lefort ont dit les mêmes choses, qui ne sauraient rencontrer de contradicteurs sérieux. Cette notion de l'analogie des eaux de l'Auvergne avec d'autres eaux d'Allemagne qui attirent la foule, n'est déjà plus du domaine exclusif de la science hydrologique pure. L'opinion publique s'en est émue, et tout récemment les hommes de cœur et d'intelligence qui fondent la compagnie hydrominérale d'Auvergne, la faisaient judicieusement ressortir aux yeux du public, dans le premier document relatif à leur patriotique opération.

Le département du Puy-de-Dôme est, sans contredit, l'un des plus riches en eaux minérales et thermales. D'après le docteur Nivet, on n'y compte pas moins de 229 sources, dispersées dans 52 communes différentes. Ces eaux appartiennent toutes, sauf celle du Puy de la Poix, l'une des plus sulfureuses du monde, à la classe des eaux alcalines chloro-bicarbonatées mixtes gazeuses; mais, par leurs minéralisations variées, elles fournissent toutes les nuances chimiques entre les bicarbonatées franches et les chlorurées sodiques (1). On peut établir entre elles un classement méthodique, une véritable gamme thérapeutique et chimique. Qu'il nous suffise de nommer les sources les plus importantes : le Mont-Dore, Châteauneuf, Royat, la Bourboule, Saint-Nectaire, Sainte-Marguerite, Châtelguyon, etc.

Le département du Cantal n'est pas moins riche en eaux minérales que celui du Puy-de-Dôme. M. le docteur Nivet, qui a publié un intéressant travail sur l'hydrologie de ce département, y compte 103 sources, au nombre desquelles se trouvent de nombreuses eaux exportables et quelques stations hydrominérales qui pourraient devenir importantes, telles que Vic-sur-Cère et Chaudes-Aigues. Si ces eaux sont d'un difficile accès pour les malades venant du nord de la France, il n'en est pas de même pour les malades du Midi, que le réseau des chemins de fer méridionaux y transportera facilement. Les thermes du Cantal ont, à ce point de vue, une très-grande importance et méritent toute la sollicitude des

(1) On entend par eaux bicarbonatées franches celles dont la base chimique à peu près exclusive est le bicarbonate de soude. L'eau de Vichy en est le type. Les eaux chlorurées sodiques, comme celles de Bourbon-l'Archambault, sont minéralisées par le sel marin.

hommes dévoués qui s'occupent de l'avenir des eaux de l'Auvergne.

Les eaux du Cantal appartiennent à la même classe hydro-minérale que les eaux du Puy-de-Dôme; ce sont des eaux alcalines chloro-bicarbonatées mixtes, gazeuses, dans lesquelles on trouve la même variété de composition chimique. L'extrême rareté des eaux alcalines dans le groupe pyrénéen donne aux eaux du Cantal une importance thérapeutique de premier ordre, pour les malades du Midi, qui ne sauraient trouver ailleurs une médication hydrominérale, absolument nécessaire dans un grand nombre de cas.

Suivant la prédominance de tel ou tel principe chimique, suivant le degré de thermalité, l'altitude du lieu, ces eaux, de nature analogue, ont des spécialités différentes. La présence de l'arsenic, en notable quantité, et du chlorure de sodium, dans l'eau de la Bourboule, en fait une sorte de spécifique contre les affections de nature dartreuse et scrofuleuse. Saint-Nectaire et Sainte-Marguerite, minéralisés d'une façon analogue, mais à des doses moindres, doivent attirer les mêmes malades doués d'une organisation plus excitable que pourrait irriter la Bourboule. Par leur haute température, les deux sources que nous venons de nommer, ainsi que celle de Chaudes-Aigues, s'appliquent admirablement au traitement du rhumatisme musculaire et articulaire chronique. Puis, vient la série de Royat, de Châteauneuf, etc., si précieuse dans le traitement du rhumatisme nerveux et de la goutte. Une thermalité et une minéralisation moins fortes, la nature des principes alcalins, suffisent pour créer cette spécialité nouvelle. Avec la prédominance des bicarbonates de soude, de chaux ou de fer, naissent des indications différentes contre les affections du tube digestif, de la poitrine, des organes génito-urinaires, la chloro-anémie, les névralgies, etc.

Le Mont-Dore, par sa faible minéralisation parfaitement appropriée à l'état des malades que ses bienfaits y attirent, et surtout par son altitude, qui fournit aux personnes atteintes d'affections pulmonaires un air raréfié et moins oxygéné, le Mont-Dore a, lui aussi, sa spécialité, qui défie toute concurrence.

Avec ce génie pratique qui le caractérisait à un si haut degré, Michel Bertrand, loin de se plaindre de la restauration des thermes de la Bourboule et de Saint-Nectaire, s'en félicitait hautement pour la fortune du Mont-Dore. Les nombreux établissements des Pyrénées, dont certains sont à peine séparés par quelques kilomètres, ne se nuisent pas réciproquement. Royat a grandi rapidement, et, en quelques années, est devenu une station thermale de premier ordre; les stations voisines du Mont-Dore, de la Bourboule, de Châtelguyon, etc., ont-elles diminué d'importance? C'est le contraire qui est arrivé, conformément à la loi économique, suivant laquelle l'offre provoque toujours la demande, quand il s'agit d'un besoin social légitime non encore pleinement satisfait. Les eaux minérales tendent chaque jour à entrer dans la pratique de l'hygiène publique. Leurs indications répondent trop bien à certaines conséquences morbides de la vie civilisée actuelle, pour que leur fortune ne grandisse pas avec cette même civilisation. Les grandes maladies constitutionnelles qui forment le fond des affections chroniques changent avec les temps et avec les hommes. Des douleurs nouvelles réclament des traitements nouveaux. Nous croyons que les eaux minérales constituent le meilleur remède des maux de notre époque.

« Il faut considérer la médecine thermale, dit M. Am-
» broise Tardieu (1), le savant rapporteur de la commis-
» sion des eaux minérales à l'Académie de médecine,
» comme la grande école de la médecine naturelle, la
» plus vaste clinique de ces maladies chroniques qui
» s'établissent en quelque sorte au sein de la constitution
» et n'en peuvent être expulsées que par l'action mysté-
» rieuse et puissante des eaux minérales, qu'avec cette
» hauteur de vue et ce bonheur d'expression qui lui sont
» habituels, l'éminent inspecteur des Eaux-Bonnes, M. le
» docteur Pidoux, appelle des médicaments animés et
» vivants, parce qu'ils jaillissent du sein de la nature,
» pour ainsi dire, tout préparés à l'assimilation. »

Ce n'est pas ici le lieu d'exposer la théorie de M. le docteur Bazin sur les maladies constitutionnelles. Qu'il nous suffise de dire que, pour le savant médecin de l'hôpital Saint-Louis, le rhumatisme et la goutte sont deux

(1) Rapport officiel sur le service des eaux minérales de France, pour l'année 1859.

formes d'une même maladie, l'arthritis, aux atteintes de laquelle aucun des organes, aucune des fonctions de l'économie humaine n'est à l'abri. Produit immédiat d'une civilisation raffinée, l'arthritis n'est pas seulement causé par l'état météorologique de nos climats variés, mais aussi par les tempêtes morales qui secouent si durement les organisations nerveuses et débiles de notre temps. Transmise avec la vie elle-même, cette maladie marque de son cachet les enfants à leur naissance, et la société tout entière porte plus ou moins son empreinte. Née d'une habitude de vie défectueuse, la maladie ne trouve de modificateur sérieux que dans l'hygiène. Dans son travail sur la thérapeutique hydrominérale des maladies constitutionnelles, l'un de nous a essayé de montrer que l'arthritique devait attendre surtout des eaux alcalines un effet bienfaisant sur sa santé. Avant même que la théorie fût formulée, les malades avaient deviné instinctivement cette indication formelle. De là la fortune de Vichy et des eaux analogues. Au moment où la grande cité thermale du centre de la France devient insuffisante à la foule qui s'y presse, n'y a-t-il pas un intérêt de premier ordre à montrer que l'Auvergne peut lui fournir des succédanés d'une valeur égale à la sienne?

Est-ce à dire que nous n'attribuions le bienfait des cures thermales qu'aux eaux elles-mêmes? Loin de nous de tomber dans une exagération semblable; s'il faut à l'habitant des grandes villes des principes minéraux nouveaux à assimiler, il lui faut aussi un air nouveau, comme une vie morale nouvelle. Son économie organique s'épure et se modifie durant le séjour, toujours trop court, qu'il fait aux stations thermales. Il y revient chaque année, ramené par le souvenir d'un bienfait qui n'a pas duré, hélas! parce que les mêmes causes ont ramené les mêmes effets. Pour demeurer guéri, il faudrait que le malade sortît de son monde et de sa vie tout entière. La chose est impossible, et la vie n'est qu'une lutte contre la maladie, toujours la même, qui exige l'emploi des mêmes moyens constamment répétés.

Ces considérations suffisent pour montrer l'importance des eaux minérales dans la vie civilisée actuelle. Les mêmes conditions, sous la civilisation romaine, provoquèrent l'emploi des mêmes moyens. On allait aux eaux comme on y va de nos jours. Riches et pauvres, soldats et magistrats, la population entière recherchait ces sources précieuses que la Providence a préparées pour la guérison des maux de l'humanité. Les barbares, vainqueurs de Rome, détruisirent les thermes comme tant d'autres choses; et l'Eglise, après les avoir vaincus eux-mêmes, se souvenant des dangers moraux des bains romains, ne fit rien pour en relever les ruines. Bien différente, d'ailleurs, était la santé de ces hommes nouveaux, que les raffinements d'un luxe exagéré n'avaient pas amollis. Leurs besoins n'étaient pas ceux des vaincus.

Est-ce calomnier notre société actuelle que de dire qu'elle ressemble à la société romaine? Et d'ailleurs, épurée par le Christianisme, elle n'a pas à redouter les dangers et les abus des thermes antiques. Tant au point de vue de la morale que de l'hygiène, la vie des eaux est chose excellente en elle-même, et dont il faut désirer de plus en plus de voir entrer la pratique dans les habitudes de la société moderne. Est-ce à dire qu'elle n'ait pas aussi, de nos jours, ses abus et ses dangers? Pour être différents de ceux des thermes antiques, ils n'en sont pas moins graves parfois. Assurément, celui-là ne va pas chercher la santé, qui ne quitte la vie agitée et fiévreuse des grandes villes, que pour aller épuiser ses forces nerveuses autour d'un tapis vert et dans les salons dorés de Bade ou de Hombourg. Mieux vaut, assurément, l'ascension des pics, avec ses émotions et ses périls. Il ne faut rien de tout cela au malade ou à l'homme du monde qui va chercher sérieusement, loin de son pays, un bien-être qui lui échappe. Son temps est limité; il ne lui faut pas un long voyage, toujours peu hygiénique en chemin de fer; les émotions et les grandes fatigues présentent pour lui les mêmes dangers; il ne lui faut ni jeux passionnés ni soirées avancées dans la nuit. Il fuit le monde, il ne faut pas qu'il le retrouve avec ses exigences et sa vie de convention. Un air vivifiant, des réunions calmes, de jolies promenades lui sont nécessaires, et ce n'est que par exception que des excursions plus longues peuvent lui être permises. Où ces conditions pourraient-elles se trouver réunies plus complétement qu'en Auvergne? Quelques heures en chemin de fer la séparent seulement des plus grandes villes de France; l'air de ses montagnes est d'une pureté sans égale, et ses stations étagées offrent des altitudes variées; ses sources, bienfaisantes entre toutes, sont généralement situées dans des lieux d'une beauté magnifique, et pourtant la foule ne connaît pas le chemin de l'Auvergne! A qui la faute, si ce n'est aux détenteurs mêmes de ces richesses naturelles, qui n'ont rien fait pour les mettre en valeur? La foule ne peut être attirée par ce qu'elle ignore; et, si une publicité suffisante l'appelait une fois, peut-être ne reviendrait-elle pas, parce que la beauté des sites, la splendeur des horizons, les vertus médicales même des eaux, peuvent suffire au touriste et au malade, mais ne suffisent pas à la plupart des gens du monde. Il faut à ceux-ci les aisances, le comfort auxquels ils sont habitués. Ils consentiront bien à renoncer pour un instant à la vie de la ville, mais à la condition que tout la leur rappelle. Donnez à nos belles sources du Puy-de-Dôme des établissements complets, de bons hôtels, des promenades sablées, des centres de réunion pour les soirées trop longues et les jours mauvais; et l'on dira bientôt: *Je vais en Auvergne*, comme on dit : *Je vais aux Pyrénées, je vais sur les bords du Rhin.*

Privilégiée à l'endroit de ses sources minérales, l'Auvergne méconnaîtrait ses intérêts en laissant plus longtemps sans emploi les richesses naturelles immenses dont l'a dotée la nature.

S'agit-il, d'ailleurs, d'une œuvre cyclopéenne dont la

première pierre ne soit pas même posée? Loin de là. Les stations thermales existent, elles sont connues, mais elles ne le sont pas encore assez. Pour la plupart, il y a peu de chose à faire; pour d'autres, tout est à créer; mais une œuvre de ce genre ne s'achève pas en un jour; pour en voir le faîte, il faut au moins que l'édifice soit commencé.

Au moment où nous écrivons ces lignes, une compagnie s'organise pour accomplir cette œuvre si éminemment patriotique. Nous comprenons tout ce qu'il a fallu de recherches et de démarches pour étudier ce grand projet et en préparer les éléments de succès; mais tant d'intérêts y doivent trouver satisfaction, qu'on ne peut que désirer la continuation d'efforts qui, malgré les difficultés inhérentes à toutes grandes et sérieuses créations, conduiront au résultat que réclame le bien général.

Puissent ces conseils l'aider dans son entreprise! Et si un jour nous pouvions être assuré de lui avoir donné dans ces pages d'utiles avis, nous croirions avoir bien mérité de notre pays.

II.

Classification.

Au point de vue médical comme au point de vue industriel, les eaux de l'Auvergne peuvent être divisées en eaux exportables et en eaux thermales proprement dites. Pour les premières, on n'a que l'embarras du choix. Les plus renommées et les plus dignes de l'être sont les eaux de Châteldon, de Médagues, de Grandrif, de César-Royat, de Jaude, de Rochefort, de Vic, des Boulliès, etc. L'Auvergne peut offrir au buveur toute une série d'eaux simplement gazeuses, d'eaux ferrugineuses gazeuses, d'eaux alcalines gazeuses.

Cette classification (1) ne saurait d'ailleurs avoir rien de rigoureux; car la minéralisation de toutes les sources du groupe central étant analogue, les différences entre elles ne sont constituées que par des doses plus ou moins fortes des divers principes minéraux communs à toutes.

(1) Voir le *Dictionnaire des Eaux minérales du Puy-de-Dôme*, par le docteur Nivet.

2

Les eaux du premier groupe sont celles qui devraient remplacer complètement les eaux de Seltz artificielles. Ce sont surtout des eaux de table, qui ne contiennent que du gaz acide carbonique et n'agissent que par lui, quoique en réalité les eaux de ce genre contiennent toujours des principes alcalins, en très-faible quantité il est vrai. Les plus importantes des sources de ce genre sont celles du Tambour et de Sainte-Marguerite, dans la commune du Mont-Dore; la source de Fayolle, commune de Saint-Amant-Roche-Savine; la grande source des Roches, commune des Martres-de-Veyre; la source Voûtée, commune de Saint-Maurice; la source de Sainte-Marie (Cantal).

Le second groupe comprend une source exclusivement ferrugineuse gazeuse, à Thiers.

Un troisième groupe comprend les fontaines froides renfermant moins d'un gramme de substances salines, et dans lesquelles l'acide carbonique et le carbonate de fer sont les éléments thérapeutiques les plus actifs. Ce sont les sources d'Arlanc; de Lagarde, commune du Chambon; du Cornet, commune de Glaine-Montaigut; de Chanonat; de Grandrif; de Sagnetat, de la Bêcherie, de la Conche (ces trois dernières dans la commune de Job); de Villetour, commune de Besse. Enfin dans le Cantal on peut citer celles de Canines, commune de Teissière-les-Bouliès; de la Condamine, près Chaudesaigues; de Fontanes, près Paulhenc; de Fouilloux, près Cheylade; de la Bastide, commune de Fontanges.

Les eaux du quatrième groupe sont celles qui agissent

surtout par les sels alcalins, et qui en contiennent en plus ou moins grande quantité : bicarbonate de soude, de chaux, de magnésie et de fer, chlorure de sodium, sulfate de soude, etc.

M. le docteur Nivet divise ainsi qu'il suit le quatrième groupe hydrominéral :

A. Fontaines contenant moins de deux grammes de substances salines par litre d'eau, et faisant monter le thermomètre à plus de 36 degrés centig. :

Sources salines de Mont-Dore.

B. Fontaines renfermant plus de deux grammes de sels et marquant plus de 36 degrés centig. :

Sources de la Bourboule, commune de Murat-le-Quaire (grands bains),
— de Saint-Nectaire,
— de Châteauneuf (grands bains et bains tempérés).

C. Eaux minérales abandonnant un résidu pesant plus de deux grammes, et dont la température varie entre + 30 et + 36° centig. :

Sources de Ste-Marguerite, commune de St-Maurice ;
— dans la rivière, id. ;
— des Fièvres, à la Bourboule ;
— de Saint-Mart, à Royat ;
— du Bain-de-César, commune de Royat ;
— de Royat ;
— du Bain-Auguste, commune de Châteauneuf ;
— de la Rotonde, id. ;

Sources du Bain-Frais, commune de Châteauneuf;
— du Petit-Rocher, id.;
— de Chevarier, id.

D. Fontaines marquant + 24° à 30° centig., et contenant plus de deux grammes de sels par litre d'eau :

Sources du Tambour, commune des Martres-de-Veyre;
— du Saladi, id.;
— de Saint-Martial, id.;
— du Gravier, commune de St-Genès-l'Enfant;
— de Saint-Alyre, commune de Clermont;
— de Rouzat, commune de Beauregard-Vandon.

E. Sources froides contenant de un à deux grammes de sels :

Sources de la Réveille, commune de Sauxillanges;
— d'Enval, commune de Saint-Hippolyte;
— de la Pique, commune du Chambon;
— de Châteldon;
— de Javelle, commune de Pontgibaud.

F. Sources froides renfermant plus de deux grammes de sels par litre d'eau :

Sources du Montcel ou de Laschamps;
— du Champ-des-Pauvres, commune de Clermont;
— de Sainte-Claire, id.;
— de Jaude, id.;
— des Roches, commune de Chamalières;
— de Chapdes-Beaufort, commune de Pontgibaud;
— de Beaulieu;
— d'Augnat ou de Barrège;

Sources de Ternant;

— de Saint-Myon ;

— de la Croix, commune de Châteauneuf;

— de la Garenne, id.;

— du Petit-Rocher, id.;

— du Moulin, id.;

— de la Pyramide, id.;

— de Désaix, id.;

— de Courpière ou de Rhodias;

— de Bard commune de Boudes;

— des Grèves, commune de Saint-Maurice.

On doit ajouter à cette liste plusieurs sources froides de Saint-Nectaire et du Saladi.

Le Cantal nous fournit :

La source de Jalleyrac, près Mauriac;

— de Sainte-Marie, près Chaudesaigues;

— de Saint-Martin-Valmeroux, près Mauriac;

— de Saute-Veau, près Condat;

— de Teisseires-les-Bouliès, près Aurillac;

— de Tremiseau, près Condat;

— de Vic-sur-Cère.

Cinquième groupe. — Les fontaines désignées dans ce groupe diffèrent des précédentes en ce qu'elles contiennent une quantité de sulfate de soude relativement plus grande.

Sources de Châtelguyon, temp. 25° à 35°;

— d'Ydes (Cantal), froides.

L'eau sulfureuse chlorurée sodique du Puits de la Poix forme seule un sixième groupe, complétement à part.

Il faudrait enfin former un septième groupe où l'on placerait certaines eaux contenues dans les groupes précédents, mais dans lesquelles des analyses récentes, faites depuis la publication du livre de M. Nivet, ont révélé l'existence d'une notable quantité d'arsenic. Telles sont les eaux de la Bourboule, du Mont-Dore, de Saint-Nectaire, de Royat, et surtout les deux premières, dont le mode d'action paraît dériver en partie de leur nature arsenicale.

Comme on le voit et comme le montrera mieux encore le tableau synoptique des analyses placé à la fin de ce travail, l'Auvergne peut fournir une vraie gamme thérapeutique hydrominérale, dans laquelle le médecin peut choisir les moindres nuances. Veut-il obtenir un effet purement digestif léger, quand surtout la dyspepsie est compliquée de gastralgie, c'est aux eaux du premier groupe qu'il devra avoir recours. Désirera-t-il une eau plus alcaline et plus analeptique, les eaux du troisième groupe pourront être utilisées avec grand avantage. Aura-t-il besoin, au contraire, d'une action laxative et désobstruante des viscères abdominaux, les eaux de Châtelguyon et d'Ydes seront admirablement appropriées à cet effet. Les eaux du quatrième groupe conviendront parfaitement toutes les fois qu'il sera nécessaire d'avoir recours à une médication alcaline, à la fois tonique et reconstitutive. Les eaux ferrugineuses et chlorurées sodiques de ce groupe conviendront particulièrement aux enfants scrofuleux et anémiques, aux jeunes filles à fibres molles, peu excitables.

Nous pourrions multiplier les exemples. Le tableau synoptique dont nous avons parlé répondra à toutes les questions.

Les eaux thermales proprement dites, ou administrées en bains et douches, sont actuellement au nombre de dix : Clermont, Royat, le Mont-Dore, la Bourboule, Saint-Nectaire, Châtelguyon, Châteauneuf, Saint-Maurice (Sainte-Marguerite), et Rouzat, dans le Puy-de-Dôme, et Chaudes-Aigues pour le Cantal.

Nous allons passer successivement en revue ces diverses stations thermales. Après avoir exposé brièvement la topographie des lieux qui les entourent, nous ferons connaître leurs propriétés chimiques, physiques et médicales, en nous attachant surtout à montrer ce qu'elles laissent à désirer au point de vue de l'exploitation thermale. Un dernier chapitre, consacré à la bibliographie, permettra aux lecteurs désireux de plus amples détails, de consulter les monographies spéciales.

III.

Clermont.

Après avoir franchi depuis une heure à peine les limites du département du Puy-de-Dôme, le voyageur qui vient du nord ou de l'est, rencontre Clermont, la première des stations thermales que nous allons décrire.

Entourée de sources médicinales diverses, entre le Puits de la Poix d'un côté et Royat de l'autre, la ville de Clermont est aussi bien dotée par la nature que les villes d'eaux les plus célèbres de l'Allemagne, et il ne tient qu'à elle de rivaliser avantageusement avec les grands centres thermaux des duchés de Bade et de Nassau. Le voisinage même lui assure un grand nombre de visiteurs ou de curieux, qui tous les ans arrivent en foule de Vichy et de Néris. Je n'ai pas besoin de dire à quel point la ville de Clermont est intéressante pour l'artiste, l'archéologue, le naturaliste. Tous les guides en Auvergne, et notamment le plus récent d'entre eux, publié par M. Emile Thibaud, fourniront à ce sujet les renseignements désirables.

La ville de Clermont, bâtie sur un monticule au fond de la Limagne et au pied des monts Dômes, est à 407m,20 au-dessus du niveau de la mer. Son climat relativement sec est très-variable, quelquefois très-chaud en été. Le vent du sud-ouest, dit du puy de Dôme, y règne souvent.

Les sept sources de Clermont appartiennent toutes à la classe des bicarbonatées mixtes ferrugineuses.

Les eaux des sources de Jaude, de Saint-Alyre et de Sainte-Claire, ont été, de la part de M. Lefort, l'objet de savantes recherches dont nous donnons le résultat dans notre tableau synoptique placé à la fin de ce travail.

Nous avons déjà parlé de la source de Jaude à propos des eaux propres à être transportées. Cette source n'est assurément pas assez connue. La grande quantité de sel de fer qu'elle contient, la rend extrêmement efficace contre la chlorose et l'anémie.

La source du puits artésien n'a pas encore été analysée. Elle est gazeuse et a une saveur bitumineuse.

Les sources de Saint-Alyre sont très-nombreuses. Il n'est pas rare d'en trouver dans les fondations des maisons en construction dans ce quartier. Trois seulement méritent d'être signalées, ce sont : 1° la petite source incrustante ou source de Saint-Arthème, dont le débit est de 23,000 litres par vingt-quatre heures et qui est utilisée pour les incrustations ; 2° la grande source incrustante, qui débite 207,360 litres par vingt-quatre heures ; 3° la source des Bains, dont le débit est de

244,480 litres. Elle alimente un établissement de bains fréquenté par les habitants de Clermont On emploie ces eaux avec succès dans le cas d'entorses négligées et de tumeurs blanches non douloureuses. Elles sont toniques et stimulantes. Il est extrêmement regrettable qu'un préjugé ridicule empêche les habitants de Clermont, et surtout ceux du quartier de Saint-Alyre, où coulent ces sources, d'en faire usage. Ces eaux seraient le meilleur correctif possible des eaux douces potables du pays, chimiquement trop pures au point de vue de l'hygiène publique. Les eaux de Saint-Alyre, par la nature de leur minéralisation, sont parfaitement appropriées au traitement de la chlorose, de la scrofule et du rachitisme, qui font de si grands ravages dans la classe pauvre de Clermont.

L'action thérapeutique spéciale des bains de Saint-Alyre serait encore augmentée considérablement par l'addition de l'eau du Puits de la Poix, source chlorurée sodique sulfureuse, qui coule à une petite distance de la ville de Clermont et sur son territoire. Nous avons fait depuis deux ans à Royat des essais thérapeutiques fort encourageants, contre la scrofule des enfants avec l'addition de cette eau sulfureuse à la dose de vingt à quarante litres aux bains de Royat. Nous considérons cette eau comme une eau-mère et nous l'employons comme telle. Sa minéralisation est énorme : d'après M. E. Gonod, notre jeune et distingué chimiste clermontois, un litre d'eau contient de 25 grammes jusqu'à 90 grammes de sels fixes, entre autres des iodures et des bromures. Le volume de l'eau est peu abondant et varie suivant les saisons de l'année. Il est regrettable que la minéralisation n'en soit pas constante et soit altérée par les infiltrations pluviales. Peut-être serait-il facile par un captage suffisant de donner à cette précieuse source une fixité convenable.

IV.

Royat.

A deux kilomètres seulement de Clermont, à 450 mètres au-dessus du niveau de la mer, au fond d'une vallée que l'on a nommée la Tempé française, l'établissement thermal de Royat élève ses élégants arceaux. L'éloge de cette vallée a été fait si souvent qu'il n'est presque plus permis d'en parler; qu'il nous suffise seulement d'indiquer toute l'importance que peuvent acquérir ces lieux charmants, qu'une ligne ferrée directe relie à toute la France, non-seulement au point de vue thermal proprement dit, mais encore sous le rapport de la simple villégiature. Longtemps avant la création des thermes actuels, Royat était déjà durant la belle saison un rendez-vous d'oisifs et d'artistes épris d'air pur, de calme champêtre et de pittoresque. Un des hôteliers du village montre avec fierté des souvenirs de plusieurs générations de peintres. Les vallées de Fontanas et de Royat captivent les étrangers, qui aiment à y faire de longs séjours. Les affections qu'on y vient guérir demandent elles-mêmes des traitements très-prolongés, et la société s'y renouvelle moins fréquemment qu'ailleurs. Il n'est pas de riche baigneur qui n'ait fait des rêves de résidence et de construction dans la vallée de Saint-Mart; quelques-uns de ces rêves ont été réalisés. Quant on considère cependant tout ce qui reste à faire pour attirer la foule, on comprend que les âmes d'élite peuvent seules s'éprendre ainsi de ce nid de verdure, comme dit E. Guinot, très-beau à voir mais inaccessible. Il faut s'y borner à la contemplation muette, à moins qu'on ne craigne pas d'escalader les rochers, de traverser les prairies submergées ou de recevoir les admonestations des honnêtes propriétaires de la vallée, peu soucieux des admirations étrangères. Les promenades tracées sont ce qui manque le plus à Royat. Il faudrait si peu de travaux pour rendre praticables à des pieds délicats ces sentiers ombragés par des châtaigniers séculaires! Quel délicieux parc naturel que le bois de Royat, qui s'étendait autrefois jusqu'aux portes de l'établissement thermal! Des propriétaires, en vue d'un misérable intérêt, ont détruit les futaies qui ornaient jadis le vallon de Saint-Mart. Cette année encore, un des hôteliers abattait les grands arbres de son jardin pour les vendre comme bois à brûler! Puisse la route projetée à travers la vallée ne pas exciter encore ce vandalisme! Mieux vaudrait assurément conserver à la gorge de Royat sa physionomie séculaire et ne rien changer à ses sentiers. On a vu pourtant cette année le pic des ouvriers frapper de vertes pelouses. Une promenade sablée déroula ses gracieux méandres à travers les rochers et les arbres. Quelques rares privilégiés purent seuls parcourir cette allée si désirée, qui ne devait pas, hélas ! avoir l'honneur d'être foulée par les pieds augustes pour lesquels elle avait été tracée. Le lendemain du 9 juillet les anciennes barrières s'élevèrent, la pioche détruisit les talus : l'allée de l'Impératrice avait disparu, laissant inconsolables tous ceux qui s'intéressent à la prospérité future de la station thermale.

Les thermes sont situés à l'entrée de la gorge de Royat, dans un lieu nommé le vallon de Saint-Mart, limité au sud par la coulée de lave qui forme les rochers célèbres de ce nom, et au nord par la montagne de Chateix, que surmontait jadis le château de Waïfre, duc d'Aquitaine, qui eut l'honneur d'y être assiégé et brûlé par Pépin-le-Bref et Charlemagne. A l'ouest s'ouvre ou plutôt se ferme la vallée de Royat, sans accès public, mais qui, fuyant sous les saules et les châtaigniers, ne laisse qu'apercevoir ses beautés pittoresques au touriste fâcheusement arrêté par une prosaïque barrière :

.... Fugit ad salices et se cupit antè videri.

Il n'y a de communication entre Saint-Mart et Royat que par la route du Mont-Dore, c'est-à-dire qu'il faut vingt minutes pour un trajet qui par la vallée serait fait en cinq. La conséquence de cet état de choses a été la désertion des hôtels du village et la construction de nouveaux hôtels autour de l'établissement. L'intelligente initiative des hôteliers de Saint-Mart est déjà couronnée de succès ; leur confiance en l'avenir de Royat ne sera pas trompée. C'est un progrès capital réalisé pour cette station de pouvoir offrir aux étrangers les plus exigeants toutes les ressources du confortable si recherché de nos jours; mais il faut encore un centre de réunion pour les soirées, des jardins spacieux et ombragés. La première des améliorations à réaliser devrait être la déviation de la route poudreuse actuelle, dont la place est marquée sur la rive gauche du Scatéon, derrière l'établissement, qu'elle enserrerait dans une courbe gracieuse. Ce nouveau tracé de la route aurait l'immense avantage de créer des terrains à bâtir, chose indispensable pour la station de Royat, étouffée entre ses rochers, ses laves et sa vallée close.

L'établissement thermal, ouvert depuis dix ans, a été l'objet d'une concession de la commune à MM. Buchetti et Lhuer, qui ont eu le mérite de faire construire le bâtiment actuel. Trop resserré par les limites de la concession, cet édifice, construit d'après les plans de M. Ledru, offre intérieurement un modèle de bonne installation thermale; le service des bains et des aspirations n'y laisse rien à désirer; 70 baignoires et deux piscines peuvent fournir par heure cent bains à eau courante. Le débit de la source est de 60,000 litres par heure ou pourrait être ramené à ce volume au moyen de réparations aux anciens travaux de captage détériorés ou non complètement terminés. La balnéation à eau courante est la spécialité incomparable de la station de Royat, due à l'énorme volume de sa source, et surtout à sa température de 35° centig., qui est celle des bains tempérés ordinaires; aussi faut-il bien se garder de tout forage plus profond qui pourrait augmenter la température de l'eau minérale, mais exigerait pour elle des refroidissements et des séjours prolongés dans des réservoirs. Royat deviendrait alors en tout semblable à Ems, ce serait le dépouiller d'une supériorité réelle. Le genre de clientèle qui tend à devenir de plus en plus le sien, exclut l'emploi des eaux à haute température et des douches très-chaudes. L'installation d'appareils de douches hydrothérapiques, tièdes ou froides, alimentées par l'eau douce ou par l'eau minérale froide, est devenue nécessaire, et nous devons à cet égard regretter que l'aménagement provisoire, quoique complet, de 1860, n'ait pas été remplacé encore par une installation définitive.

Il doit entrer dans les vues de la Compagnie nouvelle en voie d'organisation, de créer à chacune des stations de l'Auvergne une spécialité définie qui exclue toute idée de concurrence entre elles. A côté de Royat, les stations de Saint-Nectaire, du Mont-Dore, de la Bourboule, sont trop bien partagées sous le rapport des eaux à haute température pour violenter les indications de Royat dans une direction spéciale qui n'est pas la sienne. Nous croyons donc inutile d'augmenter outre mesure le service des douches chaudes à Royat. Celui des douches à la chaleur native ou à température inférieure est indispensable pour le traitement des névralgies, du rhumatisme nerveux, des névroses, de la chloro-anémie, des affections utérines, génito-urinaires et cutanées, qui tendent de plus en plus à constituer la spécialité de ces eaux. Les sources de César et de Saint-Mart sont appelées à rendre d'immenses services dans la voie thérapeutique que j'indique. Avec les bains de *Royat* et de *Saint-Mart* et les douches et les piscines tièdes ou fraîches de *César*, la station thermale dont nous nous occupons ne laissera rien à désirer. Un établissement spécial devra s'élever pour le service des douches tièdes ou froides ; placé sur la rive gauche du Scatéon, avec façade sur la route déviée, il complètera, et à merveille, l'ordonnance architecturale du grand établissement existant déjà.

Le bain de César à eau courante au griffon est un véritable bain d'acide carbonique; mais cela ne saurait suffire à une bonne installation. Il faut à Royat des bains et des douches de ce gaz. Chaque année promise, cette amélioration n'est pas encore réalisée. Nous l'attendons des nouvelles destinées de la station thermale. Pour compléter ce grand plan d'aménagement, nous demanderions que le déversoir de toutes les sources se réunît dans une immense piscine de natation, dont l'usage ne tarderait pas à entrer dans l'hygiène des habitants de Clermont, sans compter les services immenses que cette piscine rendrait aux malades étrangers au pays.

Nous nous sommes peu étendu sur le service, très-bien installé pourtant, des aspirations, que nous ne considérons en effet que comme accessoire à Royat. Cette station ne sera jamais, au point de vue du traitement des affections des voies respiratoires, qu'une succursale du Mont-Dore. Ce n'est pas que nous n'ayons observé de grands succès obtenus à Royat dans le traitement de ces maladies, mais nous nous sommes prononcé sur l'importance qu'il y a pour l'avenir des eaux de l'Auvergne à éviter toute concurrence entre ses diverses stations thermales. L'ancienne réputation si justement méritée du Mont-Dore, son excellent aménagement, et surtout son altitude, le rendent sans rival pour le traitement de ce genre de maladie. Royat, grâce à son climat, sera préféré cependant pour les traitements à suivre en mai, juin et septembre; il sera choisi aussi par les sujets très-lymphatiques, auxquels seront indiqués des eaux plus minéralisées et surtout plus chlorurées que celles du Mont-Dore.

Dans notre *Précis sur les eaux de Royat*, en parlant des nombreux auteurs qui se sont occupés de cette station, nous nous sommes étendus sur ses indications thérapeutiques; nous ne pouvons que renvoyer à ce travail pour les détails que ne comportent pas les limites de cette publication.

Il est pourtant un point sur lequel nous devons insister de nouveau. Nous voulons parler de l'analogie qui existe entre les eaux de Royat et celles d'Ems. Les sources de ces deux stations sœurs, quoique éloignées, appartiennent à la classe des eaux alcalines-salines gazeuses, autrement dit chlorurées sodiques, bicarbonatées mixtes, ferrugineuses, arsénicales.

Un de nos plus savants hydrologistes français, M. le

docteur Rotureau, dans son grand ouvrage sur les principales eaux minérales de l'Europe, s'exprime ainsi :

« Je dois signaler l'analogie de température et de com-
» position des eaux de Royat avec les eaux d'Ems, qui
» ont la même thermalité, contiennent les mêmes prin-
» cipes fixes et gazeux dans des proportions à peu près
» identiques. Tous ceux, en effet, qui voudront comparer
» les résultats obtenus avec les eaux d'Ems par M. Fré-
» sénius, avec les eaux de Royat par M. Lefort, seront
» frappés des rapports étroits qui existent entre les
» sources de ces deux stations. Il est certain que les eaux
» de ces stations seraient à peine reconnaissables par un
» chimiste qui ferait en même temps leur analyse quan-
» titative ou qualitative. »

Cette analogie des eaux d'Ems et de Royat est si grande aux yeux de M. Rotureau, que cet auteur en confond les indications thérapeutiques, à ce point que, voulant établir des indications différentielles entre Royat et Vichy, entre les eaux alcalines mixtes et les eaux alcalines franches, il renvoie à l'article consacré à Ems, où il a traité d'une manière très-complète cette intéressante question. Il appelle l'attention sur leurs propriétés différentes, qui ne doivent pas être confondues, au moins dans un grand nombre de cas.

Abordant ensuite le traitement, par les eaux de Royat, des dyspepsies produites par une congestion, avec hypertrophie du foie, celui des différents états pathologiques des voies biliaires, ou des affections des voies urinaires, M. Rotureau s'exprime ainsi :

« Si dans ces deux dernières circonstances, le médecin » sait que l'énergie des eaux de Royat ne peut rivaliser » avec celle des eaux de Vichy, il ne doit pas non plus » perdre de vue qu'il se trouve des malades trop affaiblis » pour supporter une cure fluidifiante et dépressive à » cette dernière station. Il faut alors les adresser à des » postes thermaux qui, comme Royat ou Ems, offrent » des eaux bicarbonatées moyennes, moins énergiques, » mais qui sont toniques et reconstituantes par le chlo- » rure de sodium et la proportion notable de fer et de » manganèse qu'elles renferment.

» Il faut éviter de considérer les eaux d'Ems ou de » Royat comme des eaux bicarbonatées sodiques, plus » faibles de moitié que celles de Vichy ; mais on doit » leur reconnaître et leur conserver au contraire leur » double caractère de sources bicarbonatées sodiques et » de sources chlorurées. Il est quelquefois permis d'hé- » siter sur le choix à faire entre Vichy et Royat, lorsque » les malades dont les affections réclament les eaux bi- » carbonatées sodiques, présentent un tempérament qui » est sur la limite des constitutions sanguines ou lym- » phatiques. Bien des convenances peuvent alors être » consultées, tout en tenant compte de la quantité beau- » coup plus considérable de bicarbonate de soude conte- » nue dans les eaux de Vichy.

» Mais il n'en est plus ainsi lorsque les malades accu-

» sent nettement soit un tempérament sanguin, soit au » contraire un tempérament anémique. Vichy convient » aux premiers, Ems et Royat aux seconds. » (Rotureau, *Des principales eaux minérales de l'Allemagne.)*

Nous en avons assez dit pour montrer l'importance de la station thermale de Royat. Son succès matériel date de l'année même de l'ouverture de l'établissement actuel. Nous lisons en effet dans le rapport officiel de l'Académie de médecine sur les services thermaux de la France pour l'année 1854, que mille quatre cent quatre-vingt-deux malades ont fréquenté cette année-là l'établissement thermal ; l'année suivante, le rapport officiel élevait le nombre des malades à quinze cents. Ces chiffres n'étonneront pas si l'on considère que la proximité de Clermont fut pour la station naissante de Royat une cause de succès immédiat. Mais cette foule de baigneurs n'y séjournait pas et n'y faisait que peu de dépenses. Ainsi s'explique la modicité de la somme d'argent laissée dans le pays, relativement si faible, que l'auteur du rapport ne voulait pas y croire. La clientèle de Royat était en effet exclusivement formée par les malades de Clermont, qui, d'année en année, ont de plus en plus fait place aux malades étrangers, sans pourtant délaisser les thermes de Royat. En 1860, le nombre des étrangers logeant presque tous à Royat s'élevait à plus de six cents, sans compter cent soixante indigents. La durée de leur séjour dans la localité thermale a été d'environ vingt jours, et on peut évaluer à près de cent mille francs la somme d'argent laissée à Royat en 1860. L'année suivante, le nombre des malades étrangers au canton de Clermont s'élevait à près de huit cents, et l'argent laissé à Royat dépassait la somme de deux cent mille francs. La plus brillante et la plus riche clientèle s'y était donné rendez-vous. La saison de 1862, à peine terminée, n'est pas inférieure à celle de l'an dernier (1). L'aspect du village de Royat et de ses habitants témoigne de cette prospérité chaque année croissante, mais qui pourrait s'arrêter si des exigeances trop prononcées, des intérêts mal compris venaient mettre obstacle aux agrandissements et aux embellissements qui doivent compléter une station si bien préparée à devenir une des plus importantes stations thermales de France. Le goître et le crétinisme, autrefois endémiques dans cette localité, ont aujourd'hui presque complètement disparu. La plus-value des terrains a rendu relativement riches les habitants de la commune, presque tous propriétaires de parcelles de terre qui suffisaient à peine à leur subsistance. Les constructions s'élèvent de tous côtés, la commune de Royat est transformée : le pittoresque y a peut-être perdu; mais le philanthrope doit consoler l'artiste.

(1) 1,270 malades ont été traités à Royat, cette année (1862), se subdivisant ainsi : de Clermont, 342; du département, 372; du reste de la France ou de l'étranger, 414; plus 142 indigents. Si l'on ajoute à ces nombres celui des visiteurs qui sont venus prendre à Royat un ou plusieurs bains, sans se faire inscrire, on arrive à trouver un chiffre d'environ 2,000, pour le nombre total des personnes malades, touristes ou autres, qui sont venus à Royat, cette année.

V.

Le Mont-Dore.

Cette station thermale, la plus importante de l'Auvergne, est placée au pied du pic de Sancy, dans une étroite et pittoresque vallée, entre deux des plus hautes montagnes du centre de la France, à 53 kilomètres de Clermont et à 24 kilomètres de Saint-Nectaire. Son altitude est de 1046 mètres. Le Mont-Dore doit à cette grande élévation au-dessus du niveau de la mer et à l'état de raréfaction de l'air, qui en est la conséquence, une partie de son efficacité contre les affections des organes de la respiration. Les malades, durant leur séjour dans ces hautes régions, sont soumis à une véritable diète respiratoire, pour me servir de l'heureuse expression de notre ingénieux collègue, le docteur Sales-Girons. La quantité d'oxygène aspirée par eux est considérablement moindre que celle qu'ils absorbaient dans la plaine. L'oxydation du sang est moins active, et le poumon est par ce fait même soumis à un repos salutaire. Un médecin distingué, qui a longtemps exercé la médecine sur les hauts plateaux du Mexique et qui a publié récemment un travail intéressant sur l'air raréfié des lieux élevés, le docteur Jourdanet, nous paraît avoir attribué un rôle trop secondaire à l'eau du Mont-Dore dans les succès obtenus auprès de cette station thermale. Les heureux résultats observés à Royat avec des eaux analogues, mais à une altitude beaucoup moindre, montrent que son opinion est trop absolue; mais nous ne consentons pas moins à accorder une action très-puissante à la nature de l'air qu'on respire au Mont-Dore. Comme premier effet, on peut lui attribuer la fréquence relativement moins grande des phénomènes d'excitation produits par un traitement qui, tel que l'appliquait Michel Bertrand, n'eût pas été aussi inoffensif à mille mètres au-dessous du lieu où pratiquait le célèbre médecin du Mont-Dore.

« Nous ne pouvons, en effet, ignorer, dit M. le doc-
» teur Jourdanet (1), que pour la hauteur de 1000 mètres,
» c'est-à-dire du Mont-Dore et de Cauterets, le corps de
» l'homme supporte un poids atmosphérique dont la di-
» minution, comparativement au niveau le plus infé-
» rieur, se représente par 400 livres. L'air qu'on y res-
» pire a perdu un huitième de sa densité et de son poids
» normaux. La respiration, à volume égal, ne reçoit que
» les sept huitièmes de la quantité absolue respirée au
» niveau des mers. En admettant donc comme exact le

(1) *De l'altitude des Stations thermales dans le traitement des affections chroniques de la poitrine.* (*Gazette des Eaux*, 1862, p. 254.)

» calcul qui fait passer 480 litres d'air par heure dans
» le poumon, nous constatons un déficit de 60 litres à
» 1,000 mètres de hauteur, ou de 1,440 litres par jour,
» ce qui représente 300 litres d'oxygène. Il est d'ailleurs
» à considérer que les gaz qui circulent dans nos organes
» étant en rapport de densité avec le poids de l'atmos-
» phère, l'oxygène respiré à Cauterets et au Mont-Dore
» accompagne nos liquides et préside à nos transforma-
» tions physiologiques avec une force notablement dimi-
» nuée. »

Huit sources, dont sept thermales et une froide, jaillissent des terrains volcaniques, au milieu des trachytes et des tufs ponceux, à la base du plateau de l'Angle. Leur température varie de 12° à 45°, et leur débit, toutes les sources réunies, est de 384,480 litres par jour.

Les sources du Mont-Dore viennent d'être, de la part de M. Lefort, l'objet d'un travail analytique très-remarquable, publié tout récemment dans les *Annales de la Société d'Hydrologie de Paris*, et que nous sommes heureux de citer les premiers dans notre tableau final.

L'aménagement des eaux du Mont-Dore et de l'établissement thermal laisse peu de chose à désirer. Il est parfaitement approprié au genre de traitement institué par Michel Bertrand. Il reçoit tous les ans de nouveaux compléments. Elevé par M. Ledru père, l'établissement est confié actuellement, au point de vue architectural, à M. Agis Ledru, l'architecte des thermes de Royat, qui a lui-même construit l'édifice des vapeurs au Mont-Dore :

c'est faire suffisamment l'éloge de son installation thermale.

Nous ne répèterons pas ici ce que l'un de nous a longuement développé dans ses études (1) sur Michel Bertrand, à propos de l'action mixte du traitement du Mont-Dore ; nous avons dit ce que nous pensions des deux éléments, chaleur et minéralisation, dans l'effet médical. Nous nous bornerons à répéter ce que disait Bertrand lui-même à propos des bains tempérés, c'est-à-dire du traitement du Mont-Dore dépouillé de cette direction révulsive énergique, opérée par les bains à très-haute température, dits grands bains : « Bien que les bains tem-
» pérés, disait-il, aient une bonne part à revendiquer
» dans de nombreuses guérisons, je ne doute pas que les
» eaux du Mont-Dore ne tombent en désuétude, si jamais
» ces bains étaient mis en première ligne des secours que
» l'on y trouve, et si l'usage venait à les faire prévaloir
» sur les grands bains. » Bertrand avait d'autant plus de raison d'insister sur une révulsion énergique (2) au Mont-Dore, que d'abord il le pouvait faire avec moins de danger, grâce à la nature même de l'atmosphère, et que d'ailleurs les malades qu'il traitait, presque tous rhumatisants, présentaient le plus souvent des symptômes de congestion sanguine du côté de la poitrine. Bertrand a résumé les indications précises du Mont-Dore dans le

(1) *Gazette des Eaux*, juin et juillet 1861.

(2) Voyez *Etude hydrologique sur Michel Bertrand*, par le docteur Allard.

sommaire de l'un des chapitres les plus intéressants de son livre, ou plutôt dans les titres des observations qu'il y rapporte : « Maladies chroniques de la poitrine présen- » tant le caractère *artificiel* de la phthisie, survenues après » la disparition de douleurs rhumatismales musculaires ; » maladies survenues après la cessation de douleurs gout- » teuses, et présentant le *caractère artificiel* de la phthi- » sie ; maladies présentant le caractère de la phthisie, » survenues à la suite de la rétrocession d'une affection » dartreuse. »

« Lorsque l'affection chronique de la poitrine, disent » les savants auteurs du *Dictionnaire général des Eaux* » *minérales*, quelle que soit sa nature, est symptômatique » de quelque affection rhumatismale, goutteuse ou dar- » treuse, dont les manifestations ont disparu, et qu'il » soit indiqué de rappeler ces dernières à leur siége d'é- » lection, alors cette médication perturbatrice et révul- » sive trouve une application utile. »

En résumé, par leur nature alcaline, les eaux du Mont-Dore ont une action spéciale sur le rhumatisme, considéré comme maladie constitutionnelle, et leur action élective s'exerce sur les organes respiratoires. La nature arsenicale des eaux les rend encore propres à traiter les affections de nature dartreuse, en donnant à ce mot le sens un peu vague que lui donnait Bertrand, et qu'a précisé M. Bazin aujourd'hui. Leur action les rend éminemment propres à traiter les névroses de l'appareil respiratoire, qui relèvent de cette maladie constitutionnelle.

Leur altitude élève enfin au plus haut degré leur action thérapeutique contre les affections que nous venons de nommer, et leur donne surtout une spécialité définie et incomparable pour le soulagement des asthmatiques.

Les rapports officiels de l'Académie de Médecine ne nous donnent sur l'état de prospérité matérielle des thermes du Mont-Dore que des détails un peu incomplets, mais qui n'en sont pas moins intéressants. Le Mont-Dore a été fréquenté en 1852 par quatre cent cinquante-six malades; le tableau officiel reste muet pour les années 1853 et 1854; huit cent quatre-vingt-quatorze malades sont venus au Mont-Dore en 1855. Depuis cette époque, le nom de cette station thermale disparaît des rapports officiels de l'Académie. A défaut de chiffres authentiques, nous croyons savoir pourtant que la prospérité matérielle du Mont-Dore n'a pas diminué. Quoique ébranlée un moment par la mort de son illustre fondateur et la retraite aussi prématurée que regrettée de l'inspecteur adjoint, qui, associé à tous les succès de son père, devait recueillir le glorieux héritage de sa pratique célèbre, la fortune du Mont-Dore avait été jetée sur des bases trop solides pour ne pas sortir victorieuse de cette difficile épreuve. Le génie de Bertrand veille sur ses destinées.

VI.

La Bourboule.

A cinq kilomètres du Mont-Dore, dans une vallée profonde, complètement abritée du nord par des rochers escarpés, on rencontre la charmante station de la Bourboule, sorte d'oasis au milieu de ces âpres et froides régions. Quoique placée à 848 mètres au-dessus du niveau de la mer, par conséquent à 200 mètres seulement au-dessous du Mont-Dore, la Bourboule jouit d'une température toute différente de celle de la station voisine; grâce aux abris naturels qui l'entourent de tous côtés, la saison thermale y dure trois mois, tandis que le Mont-Dore ne peut guère être fréquenté que pendant sept ou huit semaines.

Située à 50 kilomètres de Clermont, cette station est reliée à cette ville par deux belles routes, qui passent à Murat-le-Quaire, chef-lieu de la commune. Une voie de communication, de récente construction, réunit le Mont-Dore et Murat à la Bourboule. Un joli chemin, qui s'achève en ce moment, conduit de la station à la pittoresque vallée de Saint-Sauves.

Les sources principales, dont la température varie de 12° à 52°, fournissent une quantité d'eau suffisante pour le petit établissement actuel, mais leur volume devrait être augmenté si, comme tout l'annonce déjà, cette station prend le développement qu'elle mérite. L'éminent ingénieur en chef des mines chargé du service des eaux minérales, M. Jules François, avec qui nous avons eu l'honneur de faire un voyage à la Bourboule, s'est assuré lui-même qu'il suffirait de sonder sur certains points d'élection pour obtenir à la Bourboule toute l'eau désirable. Au moment où nous visitions ensemble la Bourboule, en 1857, des fouilles avaient donné issue à sept ou huit nouveaux jets très-abondants d'eau minérale dont la température variait suivant les griffons de 45° à 50°.

Les eaux de la Bourboule doivent à leur composition chimique une importance thérapeutique de premier ordre. Elles contiennent par litre près de 5 grammes de chlorure de sodium, 2 grammes de bicarbonate de soude et 0,02 centigrammes d'arséniate de soude, d'après Thénard, qui a lui-même recherché ce métalloïde précieux. Leur minéralisation et leur très-haute température les rendent donc éminemment propres au traitement des rhumatismes musculaires ou articulaires; mais leur véritable spécialité est le traitement de la scrofule et de la dartre. Leur honorable et zélé inspecteur, M. le docteur Peyronnet, a publié à ce sujet, dans le tome v des *Annales de la société d'hydrologie médicale de Paris*, des

observations très-concluantes de lésions profondes des os dans les membres inférieurs et de maladies de Pott : « Il nous paraît indiqué, disent les auteurs du *Diction-*
» *naire des eaux minérales*, de recourir aux eaux de la
» Bourboule dans les formes graves de la scrofule, et par-
» ticulièrement dans ce qu'on a appelé la scrofule tor-
» pide. Il serait à craindre qu'une constitution sanguine
» ou névropathique ne se trouvât pas bien d'une médi-
» cation nécessairement très-active. Nous ferons remar-
» quer que ces eaux, se trouvant très-notablement bicar-
» bonatées sodiques, conviennent dans des cas où le
» trouble des fonctions digestives, ou l'état dyspeptique
» réclame une attention spéciale. »

Si les eaux de la Bourboule ont une grande importance dans le groupe thermal du centre de la France, comme eaux chlorurées sodiques (elles sont même les plus importantes de ce genre), elles ne sont pas sans analogie sur d'autres points de notre pays. Comme eaux arsénicales elles sont au contraire sans rivales en France et à l'étranger. Elles ont une spécialité d'action incomparable pour le traitement des affections dartreuses, et aucune autre source en Europe ne peut la leur disputer. Certaines affections de la peau, le psoriasis, le lichen, l'eczema dartreux ne peuvent être guéris qu'à la Bourboule. A ces affections nous joindrons certaines manifestations de la dartre pure, notamment les névralgies tenaces de même nature dont l'arsenic a seul raison. M. le docteur Peyronnet a bien voulu communiquer à l'un de nous une vingtaine d'observations de guérisons d'affections cutanées dont les résultats lui ont paru concluants et qu'il a consignés dans sa *Thérapeutique hydrominérale des maladies constitutionnelles*. Nous renvoyons à ce travail pour de plus amples détails.

L'eau de la Bourboule est employée avec succès depuis un temps immémorial contre les fièvres intermittentes. Cela ne doit plus nous étonner, depuis que nous connaissons sa composition arsénicale. L'une des sources porte le nom de source des fièvres. On a conservé pendant quelque temps des doutes sur la conservation des eaux de la Bourboule exportées, en tant qu'eaux arsénicales. Il était en effet à craindre que l'arsenic, combiné au fer, ne formât un sel insoluble qui n'eût pas tardé à se déposer sur les parois du verre des bouteilles. Des recherches récentes de M. Lefort, en montrant que c'était sous forme d'arséniate de soude que l'arsenic se trouvait dans l'eau, ont vidé cette question et dissipé cette crainte. L'eau de la Bourboule est donc destinée à devenir une ressource précieuse pour les malades qui ne peuvent se rendre à cette station, et son importance comme eau exportée pourra un jour devenir très-grande.

Il est regrettable que l'établissement thermal de la Bourboule ne réponde pas, par son aménagement balnéothérapeutique, aux exigences d'une clientèle chaque année plus grande, et dont l'accroissement n'est entravé que par l'exiguité des thermes et l'insuffisance des hôtels et des logements. Nous n'ignorons pas les efforts déjà faits et ceux que, certainement, voudraient faire encore les propriétaires de l'établissement de la Bourboule, mais il est des entreprises pour lesquelles l'initiative privée ne saurait suffire et qui exigent une réunion de capitaux dont une communauté d'efforts est seule capable. Dieu crée la richesse naturelle, mais il a donné à l'homme d'augmenter la valeur qui naît du bon emploi qu'il fait des dons du Créateur. Les propriétaires des sources de l'Auvergne, s'ils aimaient leur pays et s'ils connaissaient bien leurs propres intérêts, ne devraient pas oublier ce principe de la richesse des nations comme des individus.

La commune de Murat paraît s'être bien inspirée de cette pensée, dans la concession qu'elle vient, dit-on, de faire, pour plusieurs années, des eaux minérales et thermales qui peuvent exister dans les terrains communaux de Quaire et de la Bourboule.

Voici les renseignements que nous fournissent les rapports de l'Académie sur la prospérité matérielle de la Bourboule.

NOMBRE DES MALADES PAYANTS Qui ont fréquenté la Bourboule pendant les années						
1852.	1853.	1855.	1856.	1857.	1858.	1859.
125	190	235	244	276	335	400

ARGENT LAISSÉ DANS CETTE STATION Pendant les années						
1852.	1853.	1855.	1856.	1857.	1858.	1859.
12,000	15,000	23,000	24,000	32,000	36,000	44,324

Comme on le voit dans le tableau ci-dessus, la prospérité matérielle de cette station thermale s'est constamment accrue; elle n'est arrêtée que par l'exiguité de son établissement, complètement insuffisant aujourd'hui, et dont la reconstruction est plus que jamais urgente.

VII.

Châtelguyon.

Près de Riom, au pied d'un monticule que surmonte une croix et où s'élevait jadis le château féodal de Guy III, duc d'Auvergne, est bâti un village de près de 2,000 habitants, qui porte encore le nom du manoir à l'ombre protectrice duquel se sont élevées ses premières maisons : c'est Châtelguyon, plus connu aujourd'hui par ses eaux que par ses souvenirs historiques. Du haut du village, la vue domine, d'un côté, cette plaine riche et plantureuse des environs de Riom, qu'accidentent des collines entièrement couvertes de vignes; de l'autre, elle voit se dérouler une chaîne de hautes montagnes, alternativement tapissées de bruyères fleuries et de pins au sévère feuillage. Chacun de ces monts a eu son histoire, et le château de Chazeron, perdu dans les nuages, le donjon menaçant, quoique mutilé, de Tournoël, rappellent encore des jours de deuil ou de gloire à ceux qui, avec insouciance, en gravissent les flancs escarpés.

Au bas du village coule le Sardon. Ses eaux reçoivent

dans leur cours des sources minérales que trahissent à l'œil les bulles nombreuses d'acide carbonique qu'elles dégagent. Ce mélange rend l'eau du ruisseau assez chargée de sels pour que les villageois puissent seuls, par suite d'une certaine tolérance, en faire impunément usage. On est obligé d'apporter de Riom l'eau destinée à la table des baigneurs.

De nombreuses sources alimentent l'établissement principal; celles dites du Réservoir, fournissent à elles seules plus de 400 mètres cubes d'eau par jour, et cette quantité pourrait être de beaucoup augmentée si l'importance croissante de l'établissement le rendait utile. Il suffit, en effet, de creuser jusqu'à la couche de porphyre qui se trouve sous le sol, pour en faire jaillir des sources hydrothermales.

La température de ces eaux varie de 29° à 35° centigrade. Claires, limpides quand elles sortent du griffon, elles ne tardent pas, au contact de l'air, à se troubler et à déposer un sédiment ocreux qui, s'attachant aux parois des baignoires, y forme un revêtement de la dureté du marbre.

L'établissement qu'a fait construire, il y a quelques années, M. Brosson, et qui est le seul fréquenté aujourd'hui, est, quoique petit, assez complet; il renferme huit baignoires en lave volcanique, recevant en jet par le fond l'eau minérale qui doit les alimenter; le bain peut ainsi être traversé par un courant d'eau constant; un robinet de communication avec l'eau minérale chauffée, par un serpentin de vapeur, permet de le maintenir à la température indiquée par le médecin. Deux piscines à eau courante et différents appareils à douche complètent l'aménagement balnéo-thérapeutique de cet établissement, dont nous n'avons à critiquer que les petites dimensions, peu en rapport avec la fortune future des eaux de Châtelguyon appelées à un grand avenir. Un second petit établissement, appartenant à un autre propriétaire, sert aussi à quelques malades, mais il a besoin de grandes améliorations pour être convenablement utilisé.

Ces eaux sont laxatives et même fortement purgatives quand on n'en modère pas l'usage. Rien dans leur analyse (1) ne semble expliquer suffisamment cette propriété; aussi M. Rotureau émet-il des doutes à ce sujet, et les auteurs du *Dictionnaire d'hydrologie* partagent-ils son incrédulité. Rien cependant n'est plus avéré; l'expérience de chaque jour est là pour le démontrer; un simple verre, le matin, suffit pour purger certains malades; d'autres, il est vrai, ont besoin de six à sept verres pour obtenir le même résultat; mais tous subissent son action laxative. M. le docteur Aguilhon, inspecteur depuis vingt ans de cette station, et Deval, son prédécesseur, regardent les eaux de Chatelguyon comme possédant *au plus haut degré*, et plus qu'aucune autre eau minérale en France, des propriétés purgatives. Est-ce le carbonate de magnésie, sont-ce les sulfates solubles

(1) Voir au tableau synoptique.

qui, malgré la présence du fer, leur donnent cette propriété médicale dont chaque malade ne tarde pas à ressentir les effets plus ou moins longtemps après son arrivée?

Les eaux de Châtelguyon, dit leur honorable inspecteur, selon la dose à laquelle on les prend à l'intérieur, sont digestives, laxatives ou purgatives. Ces susceptibilités varient beaucoup suivant les individus, et l'emploi de ces eaux demande une grande surveillance; ce n'est ordinairement qu'après quelques jours de leur usage que les effets s'en font sentir. Il y a au commencement une tolérance se traduisant par des symptômes d'excitation générale, que l'on nomme la poussée des eaux et qui varie de deux à six jours. A la suite de cette période d'excitation, sans coliques, sans crampes, les effets laxatifs se font sentir; tel les obtient chaque matin, immédiatement après l'ingestion des eaux; tel autre les attendra quelques heures. Les malades vont ordinairement plusieurs fois à la selle dans la matinée, et ce flux, loin de diminuer l'appétit, ne fait que l'augmenter.

« Les eaux de Châtelguyon, dit le docteur Aguilhon,
» jouissent de propriétés énergiques; leur action la plus
» sensible se manifeste sur les organes digestifs; elles
» sollicitent le jeu du canal alimentaire et agissent
» comme purgatives; d'une autre part, elles réagissent
» sur les autres organes de l'économie; la circulation
» gagne en activité, l'appétit s'accroît, les forces se relè-
» vent et, sous leur influence, la santé générale prend
» un nouvel essor. »

Leur action purgative bien constatée, leurs indications en thérapeutique sont trop connues pour qu'il soit nécessaire de nous étendre à ce sujet. Le docteur Chaloin, médecin consultant à Châtelguyon, dans un traité qu'il vient de produire, les applique, peut-être avec raison, à un grand nombre de maladies; mais comme, loin de les étendre, notre but est de limiter les indications des eaux minérales, nous ne parlerons que de celles où elles ont le plus de succès.

Les eaux de Châtelguyon combattent la constipation habituelle ou accidentelle, la paresse des intestins; employées avec les précautions convenables, elles rappellent les évacuations et rétablissent leur cours normal.

Leurs propriétés désobstruantes les rendent précieuses dans la pléthore abdominale, les engorgements, les tuméfactions des organes abdominaux, avec torpidité, notamment ceux du foie, avec ou sans ictère, de la rate, à la suite des fièvres paludéennes chroniques; elles réussissent ordinairement à diminuer les empâtements intestinaux, si communs surtout chez les scrofuleux, et elles sont aussi utiles dans les affections fluentes de la peau, dans les ulcères variqueux, etc., en fournissant, du côté du tube intestinal, un dérivatif puissant et peu irritant.

Une station thermale aussi importante n'est-elle pas précieuse pour notre groupe hydrominéral d'Auvergne, et son action élective n'est-elle pas le complément forcé de toute bonne thérapeutique? Uniques en France, les eaux de Châtelguyon ont de l'avenir, mais il faut qu'une main puissante les produise et les pousse. Plus heureuse que bien d'autres, cette station thermale a, de tout temps, été appréciée de ceux qui ont fait usage de ses eaux, et sa réputation est si bien établie dans notre Auvergne, que, chaque année, de nombreux visiteurs ne manquent pas au devoir d'aller lui témoigner leur reconnaissance. Autour d'elles, aujourd'hui, des hôtels comfortables s'élèvent, des routes nouvelles se tracent (1), des aménagements perfectionnés remplacent les anciens, des agrandissements se préparent. Ne sont-ce pas pour l'Auvergne des signes certains de la haute valeur thérapeutique de cette station thermale?

Les documents officiels manquent complétement pour apprécier l'état de prospérité croissante des thermes de Châtelguyon. Cette lacune dans les rapports académiques est d'autant plus regrettable que cette station thermale n'a rien à craindre d'une statistique qui ne peut être qu'à son avantage.

(1) Une route nouvelle et très-directe va permettre aux omnibus de faire en vingt minutes le trajet de Riom à Châtelguyon.

VIII.

Saint-Nectaire.

A quarante kilomètres de Clermont et à deux heures de la station de Coudes, sur le chemin de fer du Centre, est un village de mille habitants, que l'on nomme Saint-Nectaire. Bâti sur un plateau élevé, il domine un vallon d'un aspect sauvage, au fond duquel jaillissent de tous côtés des sources bouillonnantes que l'œil peut suivre dans leur cours aux dépôts ocreux qu'elles laissent sur leur passage. On en compte plus de quarante, toutes différentes par leur température et presque uniformes par leur minéralisation. De ces sources, huit seulement sont utilisées au point de vue médical; les trente-deux autres sont généralement destinées aux pétrifications, qui forment en toute saison l'industrie artistique et lucrative de la localité.

Si le vallon de Saint-Nectaire, bordé par des montagnes nues et arides sur la droite, couvertes de pins d'un vert sombre sur la gauche, ressemble peu aux riants coteaux qui entourent nos principales sources minérales d'Auvergne, le touriste et le baigneur n'ont qu'à franchir les murailles sévères dont la nature a entouré ses richesses hydro-minérales, pour rencontrer de tous côtés des sites pittoresques et de riants paysages.

Saint-Nectaire est composé de deux parties : la partie haute et la partie basse. Au sommet du plateau, que domine un ancien château, est le village. Il abrite ses maisons derrière les hautes murailles de son antique église byzantine consacrée à saint Nectaire, ce contemporain de saint Austremoine, qui partagea avec lui la gloire d'avoir converti à la foi chrétienne les descendants des Arvernes. Au-dessous se trouve l'établissement du mont Cornador, qui, avec le groupe de maisons qui l'entoure, prend le nom de Saint-Nectaire-le-Haut, pour le distinguer de Saint-Nectaire-le-Bas, composé non-seulement des établissements connus sous le nom de Bains romains, de Bains Boette, mais encore de quantité de petites maisons semées dans la plaine. Leurs toits couverts de briques rouges tranchent agréablement sur le vert tendre de la prairie qui tapisse le vallon. Chacun de ces toits rustiques abrite une source, dont les eaux sortent du sol en bouillonnant et dégagent avec bruit l'excès d'acide carbonique qu'elles contiennent. Plus modestes que leurs rivales dont elles possèdent toutes les vertus, elles se contentent d'enrichir sur leur passage l'industriel, qui, méprisant leurs propriétés curatives, veut bien utiliser leurs sels pétrifiants.

L'industrie des pétrifications est, pour quelques habitants de la localité un commerce assez lucratif. Celles de Saint-Nectaire jouissent d'une telle réputation, que nous ne pouvons passer sans dire un mot sur leur mode de fabrication. On fait d'abord parcourir à l'eau minérale destinée à cet usage un certain trajet dans des canaux de bois, afin de la priver de son fer et d'en diminuer ainsi la coloration ; puis on la divise mécaniquement en pluie et on la fait tomber d'une certaine hauteur sur des objets disposés pour être pétrifiés : ce sont ordinairement des nids, des chardons, des fruits, des statuettes en porcelaine, etc.; le carbonate de chaux dissous dans un excès d'acide carbonique, le perd dans sa chute et se dépose en cristaux très-fins sur les objets ; il forme autour d'eux un revêtement brillant et solide qui en éternise les formes. Ces pétrifications grossières présentent à l'œil des milliers de petits cristaux composant la couche calcaire ; elles sont moins estimées que celles qui, à défaut de cet éclat obtenu au détriment des formes, reproduisent les plus légers détails des moules qu'on leur soumet.

Pour obtenir ces dernières, on place sous cette pluie merveilleuse des moules en soufre représentant des médailles, des bas-reliefs, etc. ; l'on extrait au bout de quelques jours de véritables objets d'art, d'un poli, d'une dureté, d'une demi-transparence parfaite, qui, sous la forme de médaillons, de broches, de bas-reliefs, vont porter le nom de Saint-Nectaire dans des régions où les vertus médicales de leurs eaux ne sont guère connues :

plus de trente sources espacées dans le vallon sont utilisées à cette fabrication.

Saint-Nectaire possède trois établissements ouverts aux malades : l'établissement Boette, les Bains romains et l'établissement du Mont-Cornador. Les Bains romains et l'établissement Boette possèdent les sources les plus riches. D'après l'analyse de M. Lefort, elles contiennent environ par litre d'eau deux grammes de bicarbonate de soude, deux grammes soixante-dix centigrammes de chlorure de sodium et des proportions notables de carbonate de magnésie, de chaux et de fer. L'établissement du Mont-Cornador possède des eaux moins minéralisées.

La température de ces sources varie de dix-huit à quarante-quatre degrés, et permet ainsi l'usage des eaux en boisson, en bains et en douches, à des températures naturelles très-différentes. Les eaux de Saint-Nectaire sont chloro-bicarbonatées et ferrugineuses; elles sont, sans contredit, les plus minéralisées de l'Auvergne, renfermant par litre sept grammes cinquante centigrammes de sels. Malgré la richesse de ces eaux en carbonates alcalins, le chlorure de sodium qui y prédomine donne à leur effet thérapeutique la spécialité d'action médicale qui lui est propre.

Il ne faudrait pas induire de là que nous refusions aux principes alcalins la large part qui leur revient dans le traitement des différentes affections que l'on guérit à Saint-Nectaire; nous plaçons au contraire ces sels au premier rang dans les principes actifs de ces eaux; mais nous croyons que la présence en si grande quantité du chlorure de sodium leur donne une action thérapeutique bien différente de celles des eaux alcalines franches. Aussi les rapprochements que font quelques auteurs entre cette station et celle de Vichy, nous semblent-ils appuyés sur des considérations théoriques plutôt que pratiques, et la lecture des dernières observations qu'a fait paraître l'an passé M. le docteur Basset, inspecteur de Saint-Nectaire, nous a prouvé que les affections dans lesquelles il a obtenu le plus de succès, ne sont pas celles que l'on traite habituellement par les eaux de Vichy.

Au point de vue physiologique, les eaux de Saint-Nectaire, quand on les prend à doses modérées, excitent l'appétit et le régularisent, facilitent la digestion et diminuent les selles; les malades sont généralement altérés, suent peu et urinent davantage.

Les bains de Saint-Nectaire sont mal supportés par les personnes nerveuses; les personnes lymphatiques, au contraire, y puisent rapidement des forces. Pris à trente-cinq ou trente-six degrés, ils activent la circulation, et, continués quelques jours, ils donnent lieu à des symptômes d'excitation générale de tout l'organisme, qui se traduit d'abord par de l'insomnie, de l'agitation, de l'accélération du pouls, et va jusqu'à occasionner souvent une fièvre continue simple.

Peu de malades peuvent prendre plus de dix-huit à vingt bains sans éprouver les symptômes de la saturation hydro-minérale.

Au point de vue thérapeutique, nous constatons en première ligne le succès des eaux de Saint-Nectaire dans le rhumatisme articulaire chronique et le rhumatisme musculaire. Les bains et douches à température élevée ont une action aussi prompte que puissante sur ces affections, qui sont aussi celles qui attirent le plus de monde à cette station ; mais ces eaux sont trop excitantes pour le rhumatisme nerveux, contre lequel les sources moins minéralisées de Royat et de Châteauneuf sont mieux indiquées. M. le docteur Basset vante beaucoup leurs effets dans le traitement de la sciatique.

Les eaux de Saint-Nectaire, d'après M. le docteur Vernière, qui a été pendant vingt ans leur inspecteur, et M. le docteur Basset, son successeur, ont une action très-énergique contre la scrofule au début. Aussi voit-on tous les ans augmenter le nombre des malades qui en sont atteints. Chaque traitement amène une modification heureuse dans leur constitution, et chaque saison les débarrasse des différentes manifestations de cette maladie constitutionnelle.

Précieuses dans les engorgements non inflammatoires de l'utérus, elles modifient la vitalité de cet organe et dissipent, par leur action tonique et reconstitutive, la chloro-anémie qui les accompagne.

Les eaux de Saint-Nectaire réussissent encore dans toutes les affections catarrhales procédant d'un vice rhumatismal ou scrofuleux, quel qu'en soit le siége.

« Elles conviennent surtout, dit M. le professeur Nivet,

» aux personnes dont la constitution est molle, de tempé-
» rament lymphatique et l'estomac peu irritable. On les
» prescrit avec succès dans l'aménorrhée, les leucorrhées
» atoniques, les engorgements de l'utérus, les phlegma-
» sies invétérées de la muqueuse urinaire, les gastro-
» entéralgies non compliquées de gastro-entérites, les
» engorgements du foie et de la rate. »

M. Rotureau, dans son tableau si bien tracé des eaux minérales de France, compare Saint-Nectaire à Carlsbad; et les appréciations de ce savant hydrologiste sont d'une trop grande autorité dans la science pour passer sous silence le rapprochement qu'il en fait : « En finissant,
» dit-il, l'étude des vertus physiologiques des sources
» de Saint-Nectaire, mon esprit ne peut se défendre
» d'un rapprochement éloigné, si l'on veut, mais frap-
» pant, entre ces eaux et celles de Karlsbad. Leur ther-
» malité n'est plus la même, je le sais; leur composition
» gazeuse et surtout leurs matières fixes diffèrent un
» peu en ce sens que les eaux de Saint-Nectaire contien-
» nent seulement des traces de sulfate de soude, tandis
» que les eaux de Karlsbad renferment ce composé salin
» en proportion notable; mais les unes et les autres
» sont bicarbonatées et chlorurées à peu près au même
» degré. Si l'on veut bien se souvenir des effets produits
» sur l'homme sain et sur l'homme malade par les eaux
» si remarquables et si connues de la station la plus
» importante de la Bohême et peut-être du monde entier,
» et de l'action physiologique des eaux de Saint-Nectaire,

» on comprendra, je l'espère, en lisant les détails qu'il
» me reste à donner sur les vertus curatives des eaux de
» ce dernier établissement, l'association d'idées qui fait
» rapprocher les thermes de ces deux postes minéraux,
» dont la réputation et la célébrité sont plus différentes
» encore que les principes qui entrent dans leur compo-
» sition élémentaire. »

Après avoir passé en revue les différentes affections dans lesquelles réussissent les eaux de Saint-Nectaire, le même auteur ne peut mieux faire ressortir leur valeur thérapeutique qu'en terminant ainsi :

« On est frappé en visitant les établissements de Saint-
» Nectaire de l'insuffisance des moyens balnéo-théra-
» piques employés dans ce poste thermal, où les bains
» chauds, les douches à trop faible pression et d'une
» chaleur trop basse, font la partie principale de la cure,
» et où les bains généraux et locaux, les douches de
» vapeur et de gaz acide carbonique font à peu près
» complètement défaut, car les douches avec le gaz re-
» cueilli sous des flotteurs établis sur les sources sont
» certainement illusoires. »

Ce dont se plaignait M. Rotureau en 1858 est encore à déplorer aujourd'hui. Des trois établissements ouverts aux malades, pas un n'offre un aménagement convenable. Les deux sources les plus précieuses par leur abondance et leur richesse minérale, les bains romains et la source Boette n'ont à leur disposition que quelques cabinets de bains très-peu luxueux et à peine propres, dit M. Rotureau;

les douches ne peuvent y être prises qu'à des températures bien inférieures à celle de la source. Les appareils balnéo-thérapiques sont vicieux et tout à fait insuffisants. L'établissement du mont Cornador, alimenté par une source moins minéralisée que les deux précédentes, est le plus complet de la station de Saint-Nectaire, quoiqu'il ne possède que douze cabinets de bains mal éclairés, et dont trois seulement sont munis de douche; mais la température des douches y est insuffisante. L'établissement Boette est alimenté par des eaux plus chaudes, et mérite la préférence pour le traitement des rhumatismes articulaires et musculaires chroniques.

Peut-on maintenant ne pas s'étonner de voir des eaux si riches et si précieuses être aussi peu connues, aussi peu fréquentées? Ici, comme à Karlsbad, chaque coup de pioche donne naissance à une source nouvelle. Non contente de cette abondance, la Providence a voulu en varier les températures; elle les a graduées de dix-huit à quarante-quatre degrés, et à côté de ces sources d'une si grande richesse chimique, elle en a placé une moins chargée, moins active, afin de ne pas exclure des bienfaits de Saint-Nectaire les malades trop faibles pour en supporter la forte minéralisation.

Les propriétaires des sources de Saint-Nectaire ne peuvent attribuer qu'à eux-mêmes la diminution progressive de la clientèle de cette station thermale. Les rapports officiels de l'Académie de médecine portent à quatre cent vingt le nombre des malades qui ont visité

Saint-Nectaire en 1852; trois ans plus tard il était de quatre cents, et le dernier rapport récemment publié sur les services thermaux pour l'année 1859, ne porte qu'à trois cent soixante-quinze le nombre des baigneurs de Saint-Nectaire pour cette année. Le zèle et la science de l'Inspecteur ne suffisent pas pour fixer la fortune d'une station; il faut aussi que l'installation thermale réponde aux besoins comme aux exigences des temps. La belle clientèle de Saint-Nectaire s'éloignerait de plus en plus si une initiative féconde, bien justifiée par le mérite de ces eaux, ne venait rendre à cette intéressante station son ancienne importance.

IX.

Châteauneuf.

La station thermale de ce nom est située à l'extrémité du département du Puy-de-Dôme, à 24 kilomètres de Riom, à 382 mètres au-dessus du niveau de la mer. Quand on traverse, en suivant la route de Saint-Pardoux (1), les âpres solitudes montagneuses qui séparent Riom de Châteauneuf, il est difficile de se soustraire à l'impression de tristesse que fait naître la vue de ce sévère paysage. Au sommet d'une dernière côte, la vallée de Châteauneuf se montre tout à coup dans toute sa splendeur; on dirait d'un songe de l'Eden. L'aridité des montagnes a fait place à de beaux bois à teinte foncée, qui couvrent les hauteurs et descendent jusqu'aux vertes prairies de la vallée, au fond de laquelle les eaux trans-

(1) Une nouvelle route, moins sévère que celle de Saint-Pardoux, partant de Riom, au milieu d'un riant paysage, passant sous le vieux manoir de Chazeron, conduit aux eaux de Châteauneuf, après avoir traversé le bourg de Manzat, et se dirige ensuite sur Saint-Gervais et l'établissement thermal d'Evaux.

parentes de la Sioule décrivent de gracieux méandres. Les ruines pittoresques d'un vieux pont de pierre forment le premier plan d'un charmant tableau, rempli par la rivière, les petits établissements thermaux disséminés, et la majestueuse montagne sur les premières assises de laquelle Châteauneuf étale en amphithéâtre ses maisons bizarrement groupées. Les beautés pittoresques de l'Auvergne sont ordinairement empreintes d'une majesté un peu sévère. Rien n'est beau, mais triste aussi, comme le Mont-Dore, Saint-Nectaire, etc. Rien, au contraire, n'est plus riant que Châteauneuf. Quand nous visitâmes cette station, avec M. Jules François, nous terminions par elle une tournée près de tous les autres établissements du Puy-de-Dôme. Nous demeurâmes charmés par ce ravissant paysage, ainsi jeté à l'extrémité de l'Auvergne, qui semble vouloir se parer de ses plus brillants attraits, pour laisser dans l'âme du voyageur qui va la quitter un souvenir ineffaçable.

Châteauneuf n'est pas seulement la plus pittoresque des stations thermales de l'Auvergne, elle est encore une des plus riches en sources minérales. Quatorze sources captées, dont la température varie depuis 15° jusqu'à 37° centig., fournissent aux médecins les ressources les plus diverses; nulle part ailleurs l'hydrothérapie minérale froide ne pourrait être administrée avec plus d'avantage. On compte à Châteauneuf quatre établissements appartenant à plusieurs particuliers. Ce sont : 1° le Grand-Bain-Chaud, placé au rez-de-chaussée du principal édifice; 2° le Bain-

César, contenant les piscines Julie et tempérée, renfermées dans le même bâtiment et à quelques mètres seulement du premier; 3° le Bain-du-Petit-Rocher, et 4° le Bain-de-la-Rotonde.

Ces établissements sont disséminés sur une étendue de plus de deux kilomètres, sur la rive gauche de la Sioule. Le plus important d'entre eux est situé sur le bord même de la rivière, qui en baigne les murs. La source du Grand-Bain-Chaud, qui l'alimente, doit à son voisinage de la Sioule de subir les effets de pression hydrostatique observés par M. Jules François, et dont ce célèbre ingénieur a tiré un si merveilleux parti à Ussat, à Luchon et à Lamalou-le-Haut. La température et le volume de la source augmentent ou diminuent à mesure que le niveau des eaux de la Sioule s'élève ou s'abaisse lui-même. Ce phénomène remarquable de la pression sans mélange des eaux douces froides sur les eaux minérales thermales, est désormais du domaine de l'ingénieur, depuis les beaux travaux de M. Jules François, à qui la nature a livré elle-même son secret : « Il est en effet, disent les auteurs du *Dictionnaire » général des Eaux minérales*, d'observation générale » qu'une source bien captée, aménagée de manière à ne » pas être noyée après les pluies ou après la fonte des » neiges, présente, à l'époque des grandes eaux, un débit » supérieur, la température et l'agrégat minéral restant » les mêmes ou se montrant supérieurs. Ce phénomène » se remarque même sur des sources non aménagées. » C'est ainsi qu'à Brig-Baden (en Valais) les eaux, qui

» pendant les saisons d'automne et d'hiver ont 34 à 35°,
» s'élèvent jusqu'à 45° et 50° quand les pâturages qui les
» surmontent sont arrosés par suite de la fonte des gla-
» ciers de la Jung-Frau (Filhol, *Eaux des Pyrénées*, p.
» 82, 83).

« Des faits analogues se passent sur plusieurs des
» sources de Luchon, de Cauterets, d'Ax, de Carcanières,
» etc., les unes captées, les autres non aménagées. »

Nous avons insisté sur ce phénomène de la pression des eaux de la Sioule sur les sources de Châteauneuf, parce que nous croyons qu'on peut en tirer un très-utile parti, non seulement dans cette station, en perfectionnant l'action de la nature, mais dans d'autres stations de l'Auvergne, où les sources minérales se trouvent rapprochées d'un cours d'eau douce; tels sont, entre autres, Royat, Châtelguyon, St-Nectaire-le-Bas, Ste-Marguerite, etc.

S'il est peu de stations qui aient été plus privilégiées de la nature que celle de Châteauneuf, il en est peu aussi pour lesquelles les hommes aient moins fait.

Les établissements que nous avons nommés sont placés à de grandes distances les uns des autres; on peut même dire qu'ils forment deux groupes, séparés par une colline; la route qui les unit est escarpée et même dangereuse pour les voitures. Quelle délicieuse promenade on pourrait pourtant tracer entre les deux groupes thermaux! Les eaux tièdes et froides sont groupées en amont de la Sioule; les eaux chaudes, réunies dans l'établissement du Grand-Bain-Chaud, sont placées en aval, derrière le monticule dont nous avons parlé. Rien n'est plus élémentaire que l'installation des thermes de Châteauneuf. Ici, c'est une pompe foulante qui projette directement la douche en jets intermittents sur le patient; là, c'est dans un grand chaudron de cuisine qu'on fait *cuire* l'eau dont on veut élever la température.

L'installation des hôtels ne le cède en rien à celle des thermes. Un témoin oculaire nous racontait que, il y a plusieurs années, se trouvant un jour dans le principal hôtel de Châteauneuf, il se plaignit de recevoir, étant au lit, des courants d'air froid que laissaient passer les portes et les fenêtres mal closes. Il demanda des rideaux; le soir même il fut satisfait. Un bout de bois, qui servait à remuer le fumier de l'écurie, fut fiché dans le mur et servit de soutien à un drap de lit, rideau provisoire, dont on admirait encore, l'an dernier, la flèche pittoresque empreinte des traces de sa première destination.

Tout est donc à faire à Châteauneuf, mais jamais richesses naturelles plus variées et plus abondantes n'attendirent la main de l'homme.

Au point de vue médical, les eaux de Châteauneuf appartiennent à la classe des bicarbonatées sodiques ferrugineuses. Elles se rapprochent des eaux de Royat, et se partagent avec celles-ci la spécialité du traitement du rhumatisme nerveux et des névroses, de la goutte, des affections des voies génito-urinaires, des affections de l'utérus et des dermatoses arthritiques. Par leur composition plus franchement bicarbonatée sodique, les eaux de Châteauneuf s'adressent particulièrement aux formes multiples de l'arthritis goutteux; par leur faible minéralisation, elles conviennent spécialement aux hypéresthésies de diverses natures. Les malades d'un tempérament nerveux surexcitable ou sanguin pur, se trouveraient mieux du traitement de Châteauneuf que de celui de Royat, qui s'adresse plus particulièrement aux malades affaiblis, lymphatiques-nerveux, auxquels des eaux toniques, reconstituantes, comme celles de cette dernière station, sont nécessaires. Les eaux de Châteauneuf, bien aménagées, nous paraissent surtout destinées à prendre une grande importance dans la thérapeutique du rhumatisme goutteux, des affections utérines et des dermatoses hypéresthésiques, de nature arthritique. La dyspepsie et la gastralgie y trouveront aussi une médication efficace.

La station de Châteauneuf fut autrefois fort fréquentée. Moins habituée aux exigences actuelles du bien-être, la société qui s'y pressait se recrutait exclusivement dans le département du Puy-de-Dôme et les départements voisins. Les baigneurs aisés se sont fatigués d'un *statu quo* éternel; Châteauneuf n'a conservé de son ancienne clientèle que quelques baigneurs riches, que le souvenir de grands bienfaits y ramène forcément, et la population rurale, que l'on rencontre si nombreuse auprès de toutes les sources du Puy-de-Dôme. L'affluence chaque année croissante des baigneurs de la classe la moins aisée de la société, qui viennent, cultivateurs et indigents, demander aux eaux de l'Auvergne un soulagement à leurs maux, est la meilleure réponse à cette opinion, répandue dans un certain monde, que les eaux thermales n'agissent que par le repos, l'air et les plaisirs que l'on y trouve. Le paysan ne consentirait pas à la dépense, toujours relativement considérable, qu'exige de lui une saison aux eaux thermales, si l'expérience ne lui avait démontré l'efficacité merveilleuse de ce traitement.

Le dernier rapport officiel sur le service des eaux minérales de la France dit que Châteauneuf n'a été visité, en 1859, que par trois cent quatre-vingt-dix-neuf baigneurs, dont cinquante et un indigents; c'est une décadence complète pour des thermes célèbres, et qui jadis comptaient au nombre des plus fréquentés du centre de la France.

Puissent d'autres stations voisines ne pas oublier l'exemple de Châteauneuf, qui ne leur cède pas en importance thérapeutique, mais dont la fortune est compromise parce qu'il lui a manqué une direction intelligente des besoins de notre époque! Le vieux dicton est de tous les temps :

Tel détruit sa propre fortune, qui ne fait rien pour la conserver.

X.

Sainte-Marguerite.

Les eaux de Sainte-Marguerite, qui coulent dans la commune de Saint-Maurice, sur la rive droite de l'Allier, ont été autrefois très-connues sous le nom d'eaux de Vic-le-Comte. Leur composition chimique, qui les rapproche des eaux de Saint-Nectaire, est fort remarquable en ce que le bicarbonate de soude s'y trouve en quantité beaucoup plus grande, le chlorure du sodium étant à peu près dans les mêmes proportions; en outre, leur température est moins élevée que celle des eaux de Saint-Nectaire. Ces conditions physiques et chimiques les rendent propres à être employées avec succès dans les cas de scrofule ou de rachitisme à forme éréthique pour lesquels des eaux moins stimulantes que celles de Saint-Nectaire sont nécessaires. Les eaux de Sainte-Marguerite sont en outre utilisées en boissons et en bains contre les fièvres intermittentes rebelles, les affections de l'estomac, la chlorose.

M. le docteur Calamy, qui, pendant plusieurs années a fait une étude suivie des eaux de Sainte-Marguerite constate, dans un rapport fait, en 1860, à la préfecture du Puy-de-Dôme, l'efficacité de ces eaux dans les affections anciennes du tube digestif, du foie, de la néphrite chronique calculeuse, le catarrhe chronique de la vessie, et en général contre les affections catarrhales. Elles conviennent dans les cas de douleurs rhumatismales, de rhumatisme articulaire et musculaire chronique. Il reconnaît à ces eaux une vertu purgative assez prononcée.

M. Calamy, dans son rapport, demande comme indispensable pour le traitement des malades qui fréquentent ces eaux, la création d'un établissement pouvant contenir vingt à vingt-cinq baignoires.

L'état présent de cette station a besoin, en effet, d'être fortement amélioré. L'établissement actuel, situé dans la jolie vallée de Saint-Maurice, est des plus primitifs : quatre baignoires doivent suffire au traitement de ses nombreux malades ; tout y manque à peu près, commodités et nécessaire, et, malgré ce dénûment presque complet, cette station est fréquentée par de nombreux malades, venus des cantons d'Issoire, de Veyre, de Billom, de Saint-Dier, de l'arrondissement d'Ambert et du département de la Haute-Loire. Les eaux de Sainte-Marguerite appartiennent à l'État; son concours et son appui joints aux efforts du pays rendraient à cette station son ancienne importance en y créant un établissement convenable pour les besoins des localités environnantes.

XI.

Rouzat.—Châteldon.—Courpière.—Médagues.

Nous avons achevé de visiter successivement les grandes stations thermales du Puy-de-Dôme; nous ne quitterons pourtant pas la Basse-Auvergne sans nous arrêter quelques instants auprès des sources moins importantes de Rouzat, de Châteldon, de Chabetout, de Courpière et de Médagues.

Le petit établissement de Rouzat, pour lequel M. le comte de Lausanne a fait des sacrifices sérieux, est intéressant au point de vue des services qu'il rend aux malades du voisinage. Les eaux de Rouzat, bicarbonatées calciques ferrugineuses, jouissent d'une efficacité précieuse contre la chlorose, l'anémie, le rachitisme; chauffées, on les emploie avec succès contre les rhumatismes.

La réputation de Châteldon, comme eau de table digestive, est telle, qu'il est à peine besoin d'en parler. Son efficacité contre la dyspepsie, la gastralgie et les affections des voies génito-urinaires, est célèbre. Il y a à Châteldon un petit établissement thermal peu fréquenté.

Les eaux de Chabetout présentent beaucoup d'analogie avec celles de Châteldon; on y a construit depuis peu un petit établissement thermal.

Près de la ville de Courpière, dans l'arrondissement de Thiers, plusieurs sources ont été captées et alimentent quelques baignoires. Leur température varie entre 13° et 14°. Ces eaux sont bicarbonatées sodiques très-peu chlorurées. La quantité de bicarbonate de soude y est de près de trois grammes par litre. Elles pourraient être très-utilement employées loin de la source. Les auteurs du *Dictionnaire général d'hydrologie* s'expriment ainsi à propos des eaux de Courpière :

« La composition de ces eaux est très-intéressante; les » sources bicarbonatées sodiques aussi formellement mi- » néralisées ne sont pas communes en Auvergne. Les » habitants du voisinage font un assez grand usage des » eaux de Courpière. Les applications de celles-ci doivent » se rapprocher de celles des eaux de Vichy, et en par- » ticulier des sources froides et ferrugineuses de cette » station, c'est-à-dire qu'elles constituent certainement » une boisson salutaire aux individus dyspeptiques, » anémiques, affectés de gravelle urique ou d'engorge- » ments abdominaux. Nous devons signaler la propor- » tion relativement assez notable de sels de magnésie et » de sulfate de soude que ces eaux présentent. »

Nous devons à l'obligeance de M. le docteur Parrot la note suivante sur les eaux de Médagues :

« Les eaux de ce nom sont situées dans la commune de Joze, près de Maringues, sur la rive droite de l'Allier, à vingt kilomètres de Clermont, à six kilomètres de Pont-du-Château.

» Les sources sont au nombre de trois principales, autour desquelles on remarque un grand nombre de petits suintements que des fouilles rendraient certainement plus abondants.

» Elles sont situées dans une plaine cultivée que sa position soustrait à la plupart de ces brusques changements de température si fréquents dans d'autres stations célèbres de notre département.

» Le sol d'où elles s'échappent fait partie de la grande formation alluviale qui recouvre toute la partie Est de la Limagne ; c'est une couche puissante de cailloux roulés, dans laquelle on distingue des granits, des quartz, des basaltes, etc.

» Ces eaux agglutinent, cimentent et recouvrent toutes les roches de fer hydroxidé, et incrustent rapidement les branches, les feuilles et les roseaux de sédiments calcaires, qui constatent l'abondance des matières minérales qu'elles renferment.

» La source principale est située sur le bord de l'ancien lit de la rivière : elle peut fournir approximativement 400 mètres cubes par vingt-quatre heures ; elle dégage une très-grande quantité d'acide carbonique.

» Une autre source donne environ 120 mètres cubes par vingt-quatre heures.

» Enfin, la troisième présente les mêmes caractères et donne à peu près la même quantité d'eau que la précédente.

» En réunissant toutes ces sources, déjà très-rapprochées, on aurait un volume d'eau de plus de 600 mètres cubes, qui pourrait alimenter un vaste établissement.

» L'eau de Médagues est incolore, transparente; elle répand une odeur bien prononcée de bitume (1).

» Sa saveur, d'abord acide et aigrelette, ensuite piquante, laisse dans la bouche un arrière-goût alcalin; elle mousse et pétille comme le vin de Champagne. Certains individus éprouvent, après son usage, une sorte d'étourdissement qui s'accompagne de quelque hilarité comme dans une légère ivresse, et provoque dans la journée un sommeil presque irrésistible. Ce léger inconvénient est bien compensé par les heureux effets qu'on en retire.

» Elle est purgative et diurétique, et paraît contenir une proportion notable de matière gélatineuse qui la rend onctueuse.

» Les eaux de Médagues peuvent être employées très-efficacement contre :

» Les gastralgies et gastro-entéralgies chroniques;

» Les engorgements du foie et de la rate;

(1) Cette nature bitumineuse des eaux de Médagues mérite d'être remarquée. Il serait, à ce point de vue, intéressant d'étudier l'action de ces eaux sur les affections catarrhales.

» Les maladies chroniques des voies urinaires et des organes de la génération;

» La chlorose et la leucorrhée;

» La scrofule;

» Les fièvres intermittentes rebelles.

» Je dois ajouter comme complément de ces précieux effets, qu'en 1849, où le choléra fit de si grands ravages dans nos contrées, je les ai prescrites avec succès, dans les cas nombreux de cholérine et de choléra sporadique.

» Je remarquai en outre que toutes les personnes qui avaient fait usage des eaux de Médagues dans la saison (mai et juin), avaient été préservées du fléau. Je m'empressai de proclamer cette heureuse découverte et j'eus la satisfaction d'en voir confirmer les heureux effets.

» Pendant les mois de maï et de juin, les eaux sont fréquentées par un grand nombre de buveurs qui pour la plupart en absorbent des quantités qui, à tout prix, doivent produire un effet purgatif, et il en résulte de nombreuses indispositions et des accidents graves, et parfois mortels.

» Les eaux de Médagues, pendant quatre mois (mai, juin, juillet et août), sont exportées en grandes quantités à douze et quinze kilomètres de ses environs, comme médicamenteuses et comme boisson d'agrément. Ce débit ne fait que s'accroître. »

EAUX MINÉRALES DU CANTAL.

XII.

Vic-sur-Cère.

De l'autre côté de cette longue chaîne de montagnes, imposante muraille qui sépare la basse de la haute Auvergne, existent aussi des sources précieuses.

Les eaux de Vic-en-Carladès, aujourd'hui Vic-sur-Cère, sont, pour les habitants du Midi, une succursale d'Ems ou de Royat, et offrent aux malades, non seulement leur douce minéralisation, mais encore l'air pur d'une charmante vallée et ses frais ombrages. C'est surtout en y arrivant du côté de Murat, par la route impériale, après avoir franchi le pas de Compain, dit un touriste, qu'on jouit d'un magnifique panorama : « Après avoir cent fois mesuré de l'œil, tantôt avec

» frémissement, tantôt avec admiration, les crêtes » chenues, les énormes aspérités et les abîmes profonds » qui sont à leurs pieds, on arrive enfin, sous la douce » influence de l'air du Midi, dans des vallons riants, » frais, couverts de bois verdoyants, arrosés par la Cère, » dont le bruissement n'est pas celui d'un torrent, mais » le cours d'une onde pure, qui va caressant les fraîches » prairies qu'elle fertilise. Arrivé dans cette vallée, l'es- » prit se repose des volcans, des enfers, des orages, des » eaux furieuses et de la triste verdure des sapins. »

La nature est ici luxuriante de végétation, admirable de fraîcheur; à travers les champs et les prairies, la Cère décrit mille méandres et arrose de gras pâturages où pais- sent de nombreux troupeaux; des fermes, des villas, des châteaux, se mirent alternativement dans ses eaux lim- pides. Ce frais vallon est dominé, d'une part, par le Plomb du Cantal, ce géant des montagnes, au front blan- chissant; de l'autre, par la partie vieille de la ville de Vic, à cheval sur un torrent, et dont l'aspect original rappelle les bourgades suisses ou écossaises. Au pied d'une colline appelée le Griffoul, à quelques minutes de la partie basse de la ville, sur la lisière d'un joli bois taillis, s'échappent du sol, en bouillonnant, les eaux minérales.

Les eaux de Vic sont ferrugineuses, bicarbonatées, chlo- rurées sodiques; leur température ne dépasse pas 12° à 13°. Elles ne se prennent donc qu'en boisson, mais jouissent depuis longtemps d'une grande réputation dans les départements du Cantal, de la Lozère et de la Haute-Loire, qui y envoient chaque année trois à quatre cents malades. L'analyse qui en a été faite par Soubeyran, en 1857, constate, par litre, 1 gramme 90 centigrammes de bicarbonate de soude, 90 centigrammes de sulfate de soude, 1 gramme 25 centigrammes de chlorure de sodium et 5 centigrammes de carbonate de fer; elles sont essentiellement toniques et digestives.

Spécialement prescrites pour réveiller la paresse de l'estomac et combattre les diverses névroses de cet organe, elles tonifient la muqueuse intestinale, arrêtent la diarrhée et régularisent les selles. Par leur chlorure de sodium et leur fer, elles conviennent à l'anémie et à la chlorose; leurs principes alcalins combattent le pyrosis, si commun dans ces maladies, augmentent l'appétit et facilitent les digestions. Aussi, les eaux de Vic jouissent-elles d'une grande réputation contre les affections si nombreuses qu'entraînent ces deux états morbides; sous leur inflence, la circulation s'accélère, les forces augmentent, les convalescents trouvent à la fois dans l'air pur qu'ils respirent et dans l'eau qu'ils boivent des éléments réparateurs.

Soubeyran, et après lui M. le docteur Nivet, les vante dans les engorgements abdominaux, dans les maladies du foie et de la rate, et les disent utiles contre les calculs et les affections chroniques de la vessie et de la prostate.

XIII.

Chaudes-Aigues.

Nous ne sommes plus dans ce riant vallon où, fatiguée d'avoir bondi de cascade en cascade, la Cère promène ses eaux calmes et limpides; nous chercherions vainement ces collines luxuriantes de verdure et ces prairies émaillées de fleurs; tout ici est sévère et sombre.

De tous côtés s'élèvent des montagnes aux flancs décharnés, qui servent de ceinture à un vallon, dont le sol maigre et sableux fatigue la vue. Sur la droite seulement, l'œil se repose avec plaisir sur quelques prairies entourées d'arbres et sur un bois, en amphithéâtre, que couronne le château de Couffour; c'est au pied d'une de ces montagnes aux arêtes rocheuses, où se cramponnent seules quelques touffes de genêts, que s'étale la ville de Chaudes-Aigues. Ses rues étroites et escarpées, ses maisons mal bâties et couvertes de gneiss et d'ardoises, la vapeur dont elle est continuellement enveloppée, s'harmonisent parfaitement avec la teinte sombre du paysage qui l'entoure.

Située à 25 kilomètres de Saint-Flour, sur la route de Rodez, près de la limite méridionale du département du Cantal, Chaudes-Aigues, *Calidæ aquæ*, est une ville de

2,000 habitants, qui doit son nom et son existence aux sources bouillantes autour desquelles elle est bâtie; on en compte six principales et douze autres naissant dans des maisons particulières. Leur température varie de 70° à 80°. Leur minéralisation est uniforme.

De toutes ces sources, la plus remarquable, et par sa température et par son abondance, est celle du Par, qui fournit à elle seule, par minute, 252 litres d'eau à 81°.

« A l'extrémité de la rue du Par, dit M. Paul de Chazelles, est la fontaine de ce nom, avec sa roche, sa gueule béante, son jet à bouillons et ses tourbillons de fumée. A chaque instant, des femmes, chargées de cruches, viennent y puiser de l'eau; leur tête est couverte d'un petit chapeau rond et plat, suivant les usages du pays. Aux heures des repas, les femmes du peuple y préparent leur nourriture: dans un pot est du pain coupé en tranches avec un peu de beurre et du sel; elles remplissent le pot d'eau minérale, puis le placent dans le canal comme dans un bain-marie, et, en moins d'une demi-heure, leur soupe est faite. »

Les eaux de Chaudes-Aigues servent non-seulement à préparer les aliments, cuire les œufs, épiler les animaux, mais encore à laver le linge et à dégraisser les laines qui, probablement sous l'influence de la soude qu'elles renferment, acquièrent une blancheur éblouissante.

Mais des différents services que rendent à Chaudes-Aigues les sources qu'elle renferme, le plus important est le chauffage de la ville pendant l'hiver. M. Berthier a évalué que la chaleur fournie chaque jour par les eaux égalait celle que produirait la combustion de 4,640 kilog. de houille ou 9,359 kilog. de bois ordinaire.

Afin d'utiliser et de répartir entre tous ces sources précieuses de calorique, la ville est sillonnée en tous sens par des conduits en bois qui, partant en plus ou moins grand nombre de chaque source, vont de maison en maison alimenter au rez-de-chaussée un réservoir central qui devient pour tous les habitants un foyer permanent de chaleur. Arrivées au bas de la ville et devenues inutiles, ces eaux vont se mêler à celles du ruisseau. Une écluse, placée à l'entrée de chaque demeure, permet de les détourner pendant l'été et aux heures où leur cours ne pourrait que fatiguer. Non-seulement les eaux de Chaudes-Aigues chauffent ainsi les maisons qui les reçoivent, mais encore les rues qu'elles traversent; aussi la neige, si abondante au milieu de ces montagnes, y fond-elle aussitôt après sa chute.

Les eaux de Chaudes-Aigues, les plus remarquables de France par leur température, sont peu minéralisées; elles ne renferment que 1 gramme 20 centigrammes de substance saline par litre, le bicarbonate de soude y entrant pour 83 centigrammes et le chlorure de sodium pour 15 centigrammes; aussi, leur goût, un peu fade, n'inspire-t-il aucune répugnance. Des recherches plus récentes, faites par M. Chevalier, y ont fait découvrir un quart de milligramme d'arsenic par litre, et ont complété leur ressemblance avec celles du Mont-Dore.

Messieurs les docteurs Bremont, Théolier et Dufresse de Chassaignes ont renouvelé plusieurs observations concluantes sur leur efficacité dans les maladies des bronches et du larynx, pour lesquelles ces dernières ont une si grande et si légitime célébrité. M. le docteur Nivet, dans son mémoire sur les eaux minérales du Cantal, frappé du rapport de minéralisation qu'elles ont avec celles du Mont-Dore, pense qu'elles doivent être utiles dans le traitement des laryngites aiguës, des extinctions de voix et des catarrhes chroniques des bronches. Il est d'autant plus à regretter que cette station n'ait pas tous les aménagements convenables pour cette application thérapeutique, que la haute température de ses eaux permettrait de se passer des moyens artificiels employés au Mont-Dore et à Royat pour obtenir la vapeur nécessaire aux aspirations.

Le rhumatisme articulaire, et surtout musculaire chronique, est l'affection qui chaque année conduit à Chaudes-Aigues le plus grand nombre de malades. La faible minéralisation de ces eaux et leur température les rapprochent beaucoup de celles de Néris; aussi conviennent-elles, comme ces dernières, aux individus excitables et névropathiques, atteints de névralgies sciatiques et d'affections arthritiques chroniques.

Le docteur Dufresse de Chassaigne, après avoir étudié leur influence sur une des complications les plus sérieuses du rhumatisme articulaire, l'endocardite, a constaté dans plusieurs observations relatées dans le *Bulletin de l'Aca-*

démie de médecine, que, non-seulement elles diminuaient promptement l'accélération du pouls et la dyspnée, mais encore les bruits anormaux et le volume apparent du cœur. Les effets du traitement sont d'autant plus favorables que la maladie est plus récente et l'individu moins avancé en âge.

Les eaux de Chaudes-Aigues se prennent en boisson, en bains, douches et étuves; mais l'établissement thermal est loin de présenter l'importance et le développement que nécessiteraient l'abondance de ses sources et le nombre toujours croissant de leurs visiteurs.

Complétement abandonnée pendant la révolution, cette station ne comptait que 38 malades en 1825 et plus de 400 en 1850. La température, la minéralisation de ces eaux appellent cette station à être un jour une des plus fréquentées de l'Auvergne. Il ne faut pour cela qu'une main intelligente qui vienne compléter les aménagements nécessaires à des eaux très-précieuses pour tous les habitants du midi de la France.

Le département du Cantal a compris tout ce qu'il y aurait d'avantageux pour le pays dans le développement que pourrait prendre son principal établissement thermal; aussi, son Conseil général a-t-il voté un minimum d'intérêt sur une somme considérable, pour encourager la formation d'une société qui voulût se charger de l'exploitation des eaux thermales de Chaudes-Aigues, dans des conditions convenables et appropriées aux besoins de l'époque.

XIV.

Sainte-Marie. — Ides. — Tessières. — La Bastide.

Le Cantal possède encore un très-grand nombre de sources minérales, la plupart ferrugineuses, qui sont visitées chaque année par les habitants des contrées voisines; mais leur abord, généralement difficile dans ces pays montagneux, les empêche d'être fréquentées comme quelques-unes mériteraient de l'être. Nous renvoyons aux *Eaux minérales du Cantal*, par M. le docteur Nivet, les personnes qui voudraient étudier ces richesses naturelles trop peu connues. Nous ne pouvons cependant passer sans dire un mot des eaux de Sainte-Marie, d'Ides, de Tessière-les-Bouliès et de la Bastide.

Sainte-Marie est un village, à douze kilomètres de Chaudes-Aigues, bâti sur un plateau élevé, au pied duquel coule la Truyère. Il est placé dans une position fort heureuse : l'air qu'on y respire y est pur, la vue magnifique; nulle part la nature ne se montra alternativement plus fraîche et plus pittoresque, et n'offrit au touriste des contrastes plus frappants, des sites plus variés. C'est à une petite distance de Sainte-Marie, dans une gorge étroite et boisée, arrosée par un ruisseau, que prennent naissance les sources de Vidalenc et de Teysset. La première, bien captée, alimente deux bassins creusés dans la roche schisteuse. Cette eau ne possède par litre, d'après une analyse approximative due à M. Nivet, que 60 centigrammes environ de sels, dont les bicarbonates de soude et de chaux, et le chlorure de sodium, forment la majeure partie. Quoique peu minéralisées, ces eaux jouissent d'une très-grande réputation ; la Lozère, le Cantal et l'Aveyron y envoient chaque année, d'aprés M. le docteur Teilhard, 1,200 à 1,500 buveurs. Si nous ajoutons que la plupart ne trouvent à se loger que chez les paysans de Sainte-Marie, et que plusieurs même sont obligés d'y porter leur lit et leurs vivres, ces chiffres, mieux que tout commentaire, nous donneront une idée de la valeur de ces sources et de leurs succès thérapeutiques.

Préconisées contre l'atonie du tube digestif, elles combattent les dyspepsies, accélèrent les digestions lentes, font cesser les borborygmes, etc. Elles sont aussi recommandées dans certaines inflammations chroniques des organes génito-urinaires, et enfin dans la chlorose et l'aménorrhée. Cette eau supporte le transport sans s'altérer, et plus de cinq mille litres sont livrés chaque année à l'exportation.

La source d'Ides ou de Deribier est placée dans le bassin de la Sumène ; elle a été découverte par M. Deribier-du-

Châtelet, qui, frappé de voir qu'une partie de sa prairie baignée d'un peu d'eau était recherchée avec avidité par les vaches qui y paissaient, et qui, longtemps après en avoir brouté l'herbe, en léchaient le sol, fit faire des fouilles, et découvrit une des sources les plus minéralisées de France. Elle ne contient guère moins, d'après l'analyse de M. le docteur Nivet, de trente grammes de sels par litre. Les carbonates de soude et de chaux, les sulfates de soude et de magnésie, le chlorure de sodium, en sont les principes actifs; aussi est-elle un purgatif énergique à la dose de quelques verres, et peut-elle remplacer les eaux de Selditz et de Pulna.

La source de Teyssière-les-Bouliés est située près du village dont elle porte le nom, à seize kilomètres d'Aurillac. C'est au milieu d'un vallon étroit et boisé que, d'un rocher très-dur, s'échappent en bouillonnant ces eaux gazeuses et froides, si renommées dans le Cantal. L'analyse y constate un gramme vingt centigrammes de sels et deux grammes trente centigrammes d'acide carbonique par litre. Leur saveur est aigrelette, très-légèrement alcaline et fort agréable. A peine connues à Aurillac en 1821, à l'époque où l'analyse en a été faite, elles doivent au docteur Reygasse père, qui pour les capter convenablement a détourné un cours d'eau qui les couvrait une partie de l'année, la vogue dont elles jouissent aujourd'hui. L'exportation, qui n'atteignait pas six mille bouteilles en 1843, avait dépassé vingt-quatre mille en en 1851. Ces eaux ont beaucoup de rapport avec l'eau de Seltz par la grande quantité d'acide carbonique et le peu de bicarbonate alcalin qu'elles contiennent. Plusieurs médecins en ont vanté les propriétés ; aussi attirent-elles chaque année un assez grand nombre de buveurs. Spécialement destinées à combattre les états atoniques de l'estomac, les gastralgies et la dyspepsie, elles activent les digestions, excitent l'appétit, et sont prescrites avantageusement aux chlorotiques, aux anémiques et aux convalescents. Les eaux de Teyssière constituent une boisson hygiénique fort agréable, soit seules, soit mêlées avec du vin, qu'elles rendent mousseux et pétillant ; de là sans doute la consommation si considérable qu'en font chaque année les villes du Cantal et des départements voisins.

La source de La Bastide jaillit à la base d'un énorme rocher basaltique, au pied des montagnes de Salers, commune de Fontanges. Sa température est de 12°,5 centig. ; elle est limpide, inodore, d'une saveur aigrelette. L'analyse faite par M. Mourguye a constaté dans cette eau la présence des bicarbonates de fer et de magnésie. Les eaux de La Bastide attirent un grand nombre de malades atteints d'atonies ou de névroses de l'estomac et des viscères abdominaux ; elles combattent les diverses dyspepsies et sont utiles dans l'anémie et la chlorose.

L'efficacité des cures de petit-lait et de raisin est depuis longtemps reconnue. Ce traitement, appliqué avec succès en Allemagne, en Suisse, en Hongrie et dans d'autres pays étrangers, est souvent le complément nécessaire d'un traitement hydro-minéral. Nous croyons donc devoir faire suivre notre travail sur les *Eaux minérales d'Auvergne*, d'une note sur les avantages et les facilités qu'il y aurait à joindre à quelques-unes des stations thermales de ce pays des établissements pour les cures de petit-lait et de raisin.

XV. — Tablea[illegible]ynoptique.

NOMS DES SOURCES.	AUTEURS DES ANALYSES.	Température.	TOTAL des principes fixes.	CARBONATES de Soude.	de Potasse.	de Magnésie.	de Chaux.	CHLORURES de Sodium.	de Magnésium.	Sulfate de soude.	Arséniate.	Silicate et Silice.	Fer.	Matières organiques.	Gaz acide carbonique libre.	Alumine.	AUTRES SUBSTANCES.
Eaux et établissements thermaux.																	
Royat. — Grand Etablissement.	Lefort, 1857.	36	3,724	1,849	0,435	0,677	1,0[illegible]	[illegible]728	»	0,185	0,000645	0,156	0,040	»	0,377	Traces.	Phosphate de soude 0,018.
Royat. — César	Lefort, 1857.	29	4,067	0,392	0,285	0,397	0,6[illegible]	[illegible]756	»	0,115	Traces.	0,167	0,025	»	0,620	Traces.	Phosphate de soude 0,014.
Mont-Dore — Bertrand	Lefort, 1862.	45	1,408	0,536	0,030	0,175	0,8[illegible]	[illegible]368	»	0,076	0,00096	0,165	0,020	»	0,352	0,012	
Mont-Dore — César	Lefort, 1862.	43	1,388	0,536	0,021	0,167	[illegible]	[illegible]358	»	0,076	0,00096	0,155	0,025	»	0,596	0,009	
Mont-Dore — Grand Bain	Lefort, 1862.	44	1,404	0,545	0,030	0,167	[illegible]	[illegible]368	»	0,075	0,00096	0,168	0,023	»	0,381	0,008	
La Bourboule — Grand Bain	Lecoq, 1828.	48	6,669	1,948	»	0,236	[illegible]	[illegible]066	»	0,255	0,020	0,086	Traces.	»	0,909	0,043	
La Bourboule — Fièvres	Lecoq, 1828.	31,5	6,187	1,854	»	0,063	[illegible]	[illegible]791	»	1,776	0,020	0,112	Traces.	»	0,823	0,027	
Chateauneuf — Grand Bain chaud	Lefort, 1854.	37,7	4,549	1,296	0,540	0,204	[illegible]	[illegible]195	»	0,470	Traces.	0,104	Indices.	»	1l195	Traces.	
Chateauneuf — Bain tempéré	Lefort, 1854.	35	4,889	1,288	0,551	0,212	[illegible]	[illegible]451	»	0,470	Traces.	0,121	Indices.	»	1l318	Traces.	
Saint-Nectaire — Mont Cornador	Lefort, 1859.	38,4	6,515	2,000	0,064	0,438	0,4[illegible]	[illegible]146	»	0,130	Traces.	0,104	0,012	»	0,946	0,017	
Saint-Nectaire — Boette chaude	Lefort, 1859.	40,9	7,064	1,951	0,047	0,468	0,6[illegible]	[illegible]763	»	0,160	Traces.	0,112	0,011	»	0,860	0,028	
Saint-Nectaire — Mandon thermale	Lefort, 1859.	37,5	7,580	2,088	0,040	0,481	0,7[illegible]	[illegible]414	»	0,178	Traces.	0,103	0,009	»	0,530	0,020	
Chatelguyon, établissement Brosson	E. Gonod, 1859.	35,5	7,281	»	»	0,345	1,9[illegible]	[illegible]374	0,989	0,610	Traces.	0,096	0,048	»	1l550	0,070	
Chaudes-Aigues — Source du Par	Blondeau, de Rodez.	81,5	0,811	0,471	»	0,010	0,0[illegible]	[illegible]163	0,007	0,045	0,00025	0,095	0,001	0,010	»	0,001	Iodure de sodium 0,020, bromure de sodium 0,018.
Chaudes-Aigues — Source du Moulin	Chevalier, 1828.	72	0,939	0,593	»	0,007	0,0[illegible]	[illegible]136	0,006	»	0,00025	0,108	0,005	0,006	»	»	
Sainte-Marguerite	Nivet, 1844.	34	0,787	2,969	»	0,333	0,9[illegible]	[illegible]180	»	0,201	»	0,160	0,049	»	»	»	Perte 0,123.
Rouzat	Nivet, 1844.	30	3,414	0,360	»	0,265	1,3[illegible]	[illegible]018	traces	0,285	»	0,235	0,033	traces	»	»	
Arlanc	Barruel.	Froide.	1,148	0,384	»	0,186	0,9[illegible]	[illegible]044	»	»	»	0,250	0,075	»	»	»	
Chambon, arrondissement d'Ambert	Nivet.	12	1,518	0,570	»	0,182	0,5[illegible]	[illegible]050	»	Traces.	»	0,060	Traces.	»	»	»	
Grandrif, arrondissement d'Ambert	O. Henri.	7	0,539	0,025	0,013	0,170	0,2[illegible]	[illegible]009	»	0,003	0,044	0,005	»	0,010	1l070	»	
Sauxillanges, arrondissement d'Issoire	Nivet.	Froide.	2,738	2,057	»	0,091	0,3[illegible]	[illegible]060	»	0,020	»	0,035	Traces.	»	»	»	
Médagues	Nivet, 1845.	15,5	5,565	1,459	»	0,245	2,[illegible]	[illegible]192	»	0,142	»	0,100	0,055	traces	»	»	
Saint-Hippolyte d'Enval	Nivet.	18	1,384	0,068	»	0,273	0,7[illegible]	[illegible]090	»	0,078	»	0,055	0,034	»	»	»	
Chateldon — Puits Carré	Bouquet.	18,6	4,280	0,232	0,048	0,247	0,9[illegible]	[illegible]008	»	0,035	Traces.	0,062	0,026	»	2l429	»	Phosphate de soude 0,281.
Chateldon — Mont-Carmel	Gonod et Henri.	10	3,424	0,424	0,005	0,198	0,6[illegible]	[illegible]030	»	0,090	Traces.	0,100	0,030	»	1l885	»	Phosphate de soude 0,281.
Pontgibaud, source Javelle	Blondeau et O. Henri.	13	1,989	0,879	»	0,169	0,4[illegible]	[illegible]120	»	0,132	»	0,085	Traces.	»	0,128	»	
Clermont — Jaude	Lefort, 1859.	22,2	4,453	0,360	0,031	0,460	0,9[illegible]	[illegible]574	»	0,031	Traces.	0,096	0,051	»	1l752	0,004	
Clermont — Sainte-Claire	Lefort, 1859.	19,1	4,784	0,622	»	0,656	1,3[illegible]	[illegible]447	»	0,023	Traces.	0,088	0,028	»	0,751	0,003	
Chamalières, les Roches	Lefort, 1857.	19,5	5,146	0,428	0,312	0,514	0,8[illegible]	[illegible]165	»	0,123	»	0,089	0,042	»	0,831	»	
Pontgibaud, Châteaufort	Blondeau et O. Henri.	10	2,272	0,571	»	0,545	0,7[illegible]	[illegible]158	»	0,204	»	0,060	»	»	0,270	»	
Beaulieu, arrondissement d'Issoire	Nivet.	Froide.	3,325	2,545	»	0,091	0,3[illegible]	[illegible]183	»	0,166	»	»	0,027	»	»	»	
Augnat, arrondissement d'Issoire	Nivet.	Froide.	3,661	0,331	»	0,257	0,5[illegible]	[illegible]563	»	0,092	»	0,200	0,041	»	»	»	
Ternant, arrondissement d'Issoire	Nivet, 1845.	Froide.	3,537	1,499	»	0,303	0,6[illegible]	[illegible]756	»	0,060	»	0,090	0,047	»	»	»	
Saint-Myon, arrondissement de Riom	Lefort, 1859.	14	5,135	1,914	0,170	0,291	0,9[illegible]	[illegible]423	»	0,355	»	0,096	0,022	»	0,942	»	
Courpière, arrondissement de Thiers	Nivet.	14	4,442	2,615	»	0,697	0,7[illegible]	[illegible]057	»	0,050	Traces.	0,075	0,415	»	»	»	
Châteauneuf — Source Désaix	Lefort, 1851.	16,5	5,287	1,612	0,519	0,121	0,5[illegible]	[illegible]413	»	0,250	Traces.	0,103	0,018	»	1l835	»	
Châteauneuf — La Pyramide	Lefort, 1851.	25	5,579	1,580	0,730	0,237	0,6[illegible]	[illegible]433	»	0,485	Traces.	0,109	0,042	»	1l321	»	
Châteauneuf — Le Petit Rocher	Lefort, 1851.	25	3,958	0,915	0,539	0,126	0,5[illegible]	[illegible]840	»	0,428	Traces.	0,095	0,028	»	1l155	»	
Châteauneuf — Lacroix	Lefort, 1851.	19,5	4,440	0,787	0,379	0,356	0,7[illegible]	[illegible]175	»	0,126	Traces.	0,010	0,050	»	1l881	»	
Ste-Marie, arrondissement de St-Flour	Nivet.	Froide.	0,520	0,270	»	Traces.	0,0[illegible]	[illegible]180	»	Traces.	»	0,040	0,045	»	»	»	
Vic-sur-Cère, arrondissement d'Aurillac	Soubeyran, 1857.	12,2	5,559	1,860	»	0,601	0,6[illegible]	[illegible]237	»	0,865	Traces.	0,160	0,100	»	0,756	»	
Teissières-les-Bouliès, arrond. d'Aurillac	O. Henri, 1839.	11	1,214	0,471	»	0,200	0,3[illegible]	[illegible]055	»	0,185	»	0,040	0,001	»	1l500	»	
Ides, arrondissement de Mauriac	Nivet.	Froide.	29,932	8,610	0,004	0,620	2,7[illegible]	[illegible]380	»	9,013	»	0,144	0,076	»	»	»	Sulfate de magnésie 1,212.

XVI.

Cures de Petit-Lait et de Raisin.

La Basse-Auvergne, avec ses riches coteaux où s'étale de tous côtés la vigne, ses frais vallons que tapissent de gras pâturages, est trop favorable aux cures par le petit-lait et les raisins, pour que nous quittions l'étude de ses sources minérales sans consacrer un chapitre à ce mode de traitement. Quoique deshéritée de l'arbuste de Noé, la Haute-Auvergne et ses montagnes couvertes d'un gazon toujours frais et aromatique, ses troupeaux de vaches, de chèvres ou de brebis, qui y paissent en liberté, nous offrent un lait riche et parfumé qui ne le cède en rien à celui de la Suisse et de l'Allemagne, et lui donne les avantages qu'ont ces contrées pour les cures par le petit-lait.

Les médecins allemands, observateurs attentifs de tout ce qui touche à l'hygiène ou à la thérapeutique, ont noté, depuis longtemps, les bons effets que l'on peut retirer dans les stations hydrominérales de l'usage du petit-lait et des raisins.

Certaines contrées de la Suisse et des bords du Rhin

possèdent depuis longtemps des établissements consacrés exclusivement à ces cures. Plusieurs médecins français, frappés des résultats obtenus par nos voisins, ont essayé d'introduire en France cette méthode; mais, il faut l'avouer, leurs efforts n'ont été jusqu'à présent que peu secondés, les malades ne consacrant pas au traitement le temps demandé, et la nature des contrées où jaillissent les eaux minérales n'offrant pas les éléments nécessaires à cette thérapeutique. L'Auvergne, par la nature chimique de ses eaux et par les produits savoureux de son sol volcanique, semble encore appelée à faire une concurrence sérieuse à l'Allemagne et à vulgariser en France un traitement si goûté de nos voisins, et dont l'utilité, une fois mieux connue dans notre pays, ne peut y être aussi que fort appréciée d'un grand nombre de personnes. L'Auvergne peut avoir, comme l'Allemagne et dans les meilleures conditions d'établissement, ses *Molkenkur*, ses *Traubenkur*.

Les médecins allemands regardent le petit-lait et les raisins comme des eaux minérales organiques qu'il ne faut jamais séparer en pratique des eaux minérales inorganiques. Le petit-lait et les raisins trouvent dans l'usage des eaux de puissants auxiliaires; mais aussi ces dernières ne peuvent souvent se passer du concours du petit-lait, et sont quelquefois impuissantes à terminer une cure sans les bons effets des raisins. Les Allemands expliquent par une théorie chimique l'influence du petit-lait et des raisins sur la santé; comme produits peu azotés ils con-

7

viennent, disent-ils, dans les états pathologiques où la prédominance des éléments azotés existe, mais les détails dans lesquels nous entraînerait l'interprétation de cette théorie seraient trop longs, et nous renvoyons le lecteur à l'excellent ouvrage qu'a publié sur ce sujet le docteur Carrière.

Cure de Petit-Lait (Molkenkur).

Le petit-lait doit à son sucre et à ses sels d'être laxatif et rafraîchissant. Ces propriétés, connues de tout le monde, le font rechercher des habitants du Midi et prescrire journellement en Espagne et en Italie; quoique purgatif, il n'agit pas comme les autres médicaments de cette catégorie, et, loin de débiliter, il est nourrissant et par là tonique. Il agit ainsi par substitution, éliminant lentement les produits morbides et les remplaçant par des éléments de santé et de vie; aussi les auteurs allemands qui ont le mieux étudié ses propriétés, le regardent-ils comme un dépuratif doux et un altérant précieux. Quelques auteurs appliquent les cures par le petit-lait à un très-grand nombre de maladies, mais tous sont d'accord sur le succès qu'on en obtient dans la pléthore abdominale et dans les affections qui en dépendent, dans les névroses et dans les altérations dont elles sont la conséquence.

Médicament précieux dans les affections pulmonaires chroniques, contre lesquelles la thérapeutique est si pauvre, le petit-lait de brebis réussit souvent, au dire des auteurs allemands, à enrayer la marche de la phthisie, et, à l'exemple de cet autre produit du règne animal, l'huile de foie de morue, il obtient des succès que ne peuvent expliquer ni l'analyse ni la synthèse. Tout en faisant la part de l'exagération des auteurs qui traitent de miraculeux les effets de la cure de petit-lait dans la phthisie, nous savons que de tout temps et dans tous les pays le lait, ce principe animal, a été vanté dans les affections pulmonaires, et qu'on a obtenu souvent du soulagement dans cette altération organique, réfractaire à toute médication végétale ou minérale. Les nombreux malades que ces affections amènent chaque année au Mont-Dore pourraient y trouver une grande ressource pour cette cure, dans un établissement de petit-lait convenablement organisé. Quel meilleur lait que celui de ces troupeaux de chèvres et de brebis qui, à travers ces prés et ces montagnes, vont brouter les plantes aromatiques qui naissent entre les rochers! Les propriétés laxatives, analeptiques et dépuratives du petit-lait, rendent nombreuses ses indications thérapeutiques, et plus de quatre cents établissements échelonnés de la Suisse à l'Allemagne et généralement placés près des stations thermales, dont elles complétent le traitement, sont là pour attester la valeur de cette médication.

La plupart des stations d'Auvergne sont favorisées pour la cure par le petit-lait. Situées, comme nous venons de le voir, au milieu de sites charmants et de campagnes luxuriantes de fraîcheur, les prairies et les montagnes qui les entourent, offrent les éléments nécessaires à la production du bon lait, et jouissent de cet air pur et vivifiant qui est un adjuvant si précieux de tout traitement par les eaux minérales ou par le petit-lait.

Il serait donc utile à un grand nombre de nos baigneurs de trouver annexé à plusieurs de nos stations thermales un établissement bien organisé pour la cure de petit lait.

Cure de Raisin (Traubenkur).

Si de très-nombreuses stations peuvent joindre au traitement hydrominéral celui du petit-lait, il en est peu, au contraire, qui soient placées favorablement pour la cure par les raisins. Ce fruit précieux ne vient pas partout; il lui faut un sol et un climat particuliers; la France est sa patrie, et il dépérit et meurt quand on le transplante sur une terre étrangère. Quoique l'Allemagne ne soit donc pas aussi favorisée que plusieurs de nos établissements pour ce traitement, c'est encore aux médecins de cette contrée que nous devons les études les plus complètes sur les effets physiologiques et thérapeutiques du raisin. En France, il est vrai, les vertus du raisin sont connues de tout le monde; il est peu d'habitants de la Basse-Auvergne qui ne possèdent au soleil une parcelle de cette terre volcanique qu'aime tant la vigne, et qui ne lui fassent en automne de trop nombreuses visites pour n'avoir pas apprécié sur lui-même les bons effets de ce fruit précieux. Le médecin n'a donc qu'à consulter sa glorieuse populalarité pour en étudier les applications thérapeutiques.

Le raisin pris chaque jour, en certaine quantité, purge d'abord, régularise ensuite les selles, et, imprimant à la circulation une suractivité, répand des forces nouvelles dans l'économie tout entière.

Les effets thérapeutiques des raisins, attribués par les Allemands à leur pauvreté en azote, se rapprochent assez des effets du petit-lait; mais, de même que deux sources hydrominérales, pour être d'une composition analogue, trouvent cependant assez de différence dans leur température ou dans leur degré de minéralisation pour ne pas se nuire et conserver chacune des indications différentes bien précises, de même la cure par le raisin, quoique basée par les auteurs sur le même attribut chimique, diffère essentiellement de la cure par le petit-lait. La nature laxative du petit-lait ne ressemble pas à l'effet que produit le raisin sur le tube intestinal. Le petit-lait convient aux organisations nerveuses, irritables et pléthoriques; le raisin, au contraire, est prescrit dans le cas où ces signes, loin d'exister, sont remplacés par des symptômes opposés, tels que ceux de la chlorose, de l'anémie, de la scrofule, etc.

C'est en automne, au mois de septembre et au commencement d'octobre, que se fait la cure par les raisins; es malades qui veulent s'y soumettre doivent se nourrir presque exclusivement de ces fruits. Un premier repas, le matin à la rosée, se fait dans la vigne, un second moins copieux a lieu deux heures après, et un troisième et même un quatrième dans la soirée. Il n'y a guère qu'à deux heures, en Allemagne, qu'il soit permis aux malades de varier leur nourriture et de négliger la base du traitement. Commençant par prendre deux livres de raisin chaque jour, ils vont progressivement, au bout de quelques jours, jusqu'à six et huit, et les estomacs les plus délicats se font à ce régime.

A l'effet laxatif et même purgatif des premiers jours succède bientôt une tolérance parfaite; les malades qui se sont mis au traitement pour des affections des intestins les voient alors se modifier rapidement. Que les diarrhées soient la conséquence de fièvres typhoïdes, d'entérites chroniques, ou qu'elles aient toute autre source, elles cèdent rapidement. Sous leur influence, les fonctions digestives, si longtemps imparfaites, s'accomplissent régulièrement; la chymification et l'assimilation se rétablissent; le sang reprend sa plasticité, la circulation une activité nouvelle, et toute l'économie revient à la santé et au bien-être.

La cure par les raisins est non-seulement prescrite dans les affections gastro-intestinales, dans les diarrhées graves, mais les auteurs allemands l'appliquent encore à la pléthore hépatique, aux maladies du foie, à l'hypocondrie. Reconnue utile dans la phthisie, la goutte et la scrofule, elle combat surtout avantageusement l'anémie, la chlorose et les différentes névroses qui les accompagnent.

Son effet physiologique constant d'augmenter le tissu adipeux, donne à la cure du raisin une grande popularité dans nos pays vignobles ; et si l'on considère que les personnes n'engraissent que par suite du rétablissement des fonctions digestives et de la suractivité de la circulation, on reconnaîtra que ce n'est pas une propriété à dédaigner.

Les animaux comme les hommes justifient cette vertu du raisin, et chaque année nous voyons en automne des nuées d'oiseaux étiques s'abattre dans nos vignes, y passer quelques semaines, et offrir alors au chasseur qui a toléré ces larcins un gibier à chair grasse et savoureuse.

Si le raisin seul peut enrayer certaines maladies, si ses effets ont pu le faire regarder comme une eau minérale vivante, de quelle précieuse ressource n'est-il pas pour compléter le traitement des eaux thermales ! Sa maturité coïncidant avec la fin des saisons hydrominérales, offre aux malades les bienfaits d'une seconde cure venant consolider les effets de la première. Aussi les établissements de la Basse-Auvergne seraient-ils coupables de ne pas utiliser les coteaux couverts de vignes qui les entourent, pour faire bénéficier leurs visiteurs de ces richesses thérapeutiques. L'usage prolongé du raisin rétablira la tonicité musculaire que les eaux alcalines franches font perdre à leurs buveurs. Ce nouvel agent organique, par ses propriétés désobstruantes, s'unira au premier pour continuer à combattre les engorgements viscéraux et les accidents qui en sont la conséquence; et il le fera tout en rétablissant la plasticité du sang, qu'avaient altérée les sels alcalins; les eaux ferrugineuses et chloro-carbonatées ne pourront rencontrer de meilleur auxiliaire pour combattre les affections chlorotiques, chloro-anémiques et scrofuleuses qu'elles ont été appelées à guérir; les eaux chlorurées-alcalines-gazeuses, si souvent prescrites dans les gastralgies, les entérites chroniques et les différentes névroses, trouveront dans les raisins le complément de leur action curative. L'action si manifeste de ce fruit sur la pléthore abdominale, sur les altérations diverses du canal digestif et sur leurs conséquences, rend bien précieux pour Royat et pour quelques autres stations privilégiées de nos contrées les riches coteaux qui les entourent.

Le climat tempéré de la basse Auvergne permet d'y continuer un traitement thermal quand le froid a depuis longtemps chassé les baigneurs des stations plus élevées; l'automne y est généralement beau, le soleil encore très-chaud; aussi le raisin y mûrit-il parfaitement. Les coteaux qui environnent plusieurs stations d'Auvergne, et entre autres celle de Clermont, jouissent non-seulement de la plus heureuse exposition, mais encore d'un terrain dont la composition ferrugineuse tient le milieu entre ceux de la Bourgogne et du Bordelais, ces deux extrêmes du sol français. Le premier, trop riche en fer, donne aux raisins une activité qui nécessite pour la cure beaucoup de ménagements; le second, trop pauvre, au contraire, donne des effets si lents que le traitement en devient trop long. Les vignes de Montjuzet, de Chanturgue, des Côtes, de Chamalières, celles des Roches, qui touchent l'établissement thermal de Royat, offrent aux baigneurs différentes variétés de raisins d'excellente qualité, et préférables pour la cure à ceux de la Bourgogne et du Bordelais.

La nature des eaux de Royat, sa position climatologique, son air pur, embaumé, ses vallons tapissés de verdure, ses coteaux couverts de vignes, en font une des stations privilégiées de France pour unir au traitement hydrominéral celui du petit-lait et du raisin, et lui donnent des droits incontestables à devenir un jour une puissante rivale des stations les plus en vogue de l'Allemagne.

XVI.

Bibliographie.

Nous ne terminerons pas ces pages sans signaler à ceux de nos lecteurs qui seraient désireux d'étudier une des nombreuses questions que nous n'avons fait qu'effleurer en chemin, les sources scientifiques auxquelles ils pourront puiser.

Au point de vue de l'hydrologie générale de l'Auvergne, nous devons citer en première ligne les remarquables travaux de M. le professeur Nivet, qui, dans son *Dictionnaire des eaux minérales du Puy-de-Dôme*, dans ses *Etudes sur les eaux minérales de l'Auvergne et du Bourbonnais*, a réuni des matériaux inépuisables. Le second de ces ouvrages intéresse surtout à un égal degré le médecin, l'hydrologiste, le géologue, l'ingénieur et l'économiste. A la fin de son *Dictionnaire*, le savant hydrologiste de Clermont a donné une *bibliographie* très-complète de tous les auteurs antérieurs à l'année

1846, époque de la publication de l'ouvrage; nous nous bornerons donc à l'indiquer, dans l'impossibilité où nous sommes de la reproduire.

Nous renverrons également à la *Bibliographie* donnée par M. Nivet dans le *Dictionnaire Statistique du Cantal*, pour faire connaître les auteurs qui se sont occupés des eaux minérales de la Haute-Auvergne.

Le savant auteur de la *Carte géologique du Puy-de-Dôme,* M. le professeur Lecoq, a publié de nombreux travaux sur l'histoire naturelle de l'Auvergne, auxquels l'hydrologiste ne pourra manquer d'avoir recours.

En hydrologie spéciale, il faut citer en première ligne, pour le Mont-Dore, la belle monographie de cette station thermale par Michel Bertrand, que l'un de nous a analysée dans une étude hydrologique publiée dans les numéros de juin et juillet de la *Gazette des eaux*. Depuis la mort de Michel Bertrand et la regrettable retraite de M. Pierre Bertrand, de nombreux travaux ont été publiés sur le Mont-Dore, par MM. Vernières, Goupil des Pallières, Boudant, Richelot, Mascarel et Chabory.

Pour Royat, M. le docteur Nivet a publié des *Etudes nouvelles;* et l'un de nous un *Précis*, dont une seconde édition paraîtra l'an prochain.

La Bourboule attend encore une monographie, promise d'ailleurs par M. le docteur Peyronnet.

MM. Vernières et Basset ont donné sur Saint-Nectaire des travaux intéressants.

M. Aguilhon a publié une note sur les eaux de Châtelguyon dans les *Annales de thérapeutique de Paris*, en 1843. M. le docteur Chaloin a donné sur ces eaux une étude toute récente.

M. le docteur Maisonneuve, d'Ambert, a publié sur les eaux de Grandrif, dont il est inspecteur, une notice intéressante.

Les eaux de Châteldon ont été de la part de M. Desbrest, en 1839, le sujet d'une publication intitulée : *Nouvelles recherches*, etc.

Celles de Châteauneuf ont été sommairement décrites par leur ancien inspecteur, le docteur Salneuve, qui a fait paraître en 1851 un essai sur leurs propriétés.

A propos de Chaudes-Aigues, M. le docteur Dufresse de Chassaignes a publié d'intéressantes recherches sur le traitement de l'endocardite chronique rhumatismale par les eaux de ce nom.

Nous ne pouvons terminer une bibliographie des eaux de l'Auvergne, quelque rapide qu'elle soit, sans parler avec éloge du zèle désintéressé avec lequel M. Lefort a analysé les eaux les plus importantes, celles de Clermont, de Chamalières, de Royat, de Saint-Nectaire, de Châteauneuf, et en dernier lieu celles du Mont-Dore. Les services éminents rendus par M. Lefort à l'hydrologie de l'Auvergne ont déjà beaucoup contribué à la prospérité croissante de quelques-uns des plus importants établissements de ce pays.

On trouvera enfin de très-intéressants articles à consulter sur les diverses stations thermales de l'Auvergne, dans le *Traité des eaux minérales* de Patissier et Boutron-Chalard; dans *Les principales eaux minérales de la France,* par M. Rotureau; dans le *Traité des eaux minérales* du docteur Durand-Fardel; dans celui de MM. Pétrequin et Socquet; dans le *Dictionnaire général des eaux* minérales; dans le *Guide* du docteur C. James; dans les *Bains d'Europe,* par MM. Joanne et Lepileur, etc.

Nous voici arrivés à la fin de notre tâche. Nous avons voulu donner une sorte de tableau général des richesses hydro-minérales et thermales de l'Auvergne. Nos lecteurs jugeront si nous avons atteint le but que nous nous proposions. Aucune des lacunes ni des imperfections de ce travail ne nous échappe. Nous ne nous dissimulons pas d'ailleurs notre insuffisance pour élever un monument complet à la gloire des eaux de l'Auvergne. Une œuvre de ce genre ne saurait être qu'un travail d'ensemble, auquel tous les savants distingués et les hommes spéciaux du pays devront prendre part. Peut-être le temps n'est-il pas éloigné où ce beau rêve scientifique pourra se réaliser. Le ministre illustre dont l'Auvergne s'honore, dans sa haute sollicitude pour les intérêts de son pays, ne peut manquer d'être sympathique à une œuvre de ce genre, appelée à révéler à tous d'immenses richesses naturelles ignorées. L'approbation et l'appui de l'éminent inspecteur général des établissements sanitaires de France ne sauraient manquer à une telle union d'efforts, intéressant à la fois la fortune et la santé publiques.

TABLE.

Clermont-Ferrand, typographie Paul Hubler, rue Barbançon, 2.

www.ingramcontent.com/pod-product-compliance
Ingram Content Group UK Ltd.
Pitfield, Milton Keynes, MK11 3LW, UK
UKHW012239240726
13966UKWH00003B/1154

9 782011 285874